## 刊行にあたって

現在わが国には，およそ70校の言語聴覚士の養成校が存在します。言語聴覚士法（1997年）の成立時にはその数は数校程度だったのですが，20年あまりで増加し，県によっては複数校存在しているという状況になっています。言語聴覚士の養成は，さかのぼれば1971年，日本初の言語聴覚士養成校である国立聴力言語障害センター附属聴能言語専門職員養成所での大卒1年課程の開設が記念すべきスタートになるかと思います。その後，開設された養成校の養成課程は，高卒3年課程や高卒4年課程の専門学校，大学での4年課程，大卒を対象とした2年課程などさまざまで，今後これらの課程に加え専門職大学での養成課程が加わろうとしています。

言語聴覚士法が制定されてから，この約20年間での言語聴覚士にかかわる学問の進歩は著しく，教育現場で修得させなければならない知識・技術は増大する一方です。しかしながら入学してくる学生は，千差万別で従来の教育方法では十分な学習が困難となってきている状況もあります。

今回，このような状況を改善する方策の1つとして，修得すべき基本知識を体系的に示したドリルを作成してみました。内容は，言語聴覚士の養成校で学ぶべき言語聴覚障害を専門領域ごとにまとめてシリーズ化し，領域ごとのドリルの目次は統一したものとし，目次を統一したことで領域ごとの横のつながりも意識しやすくなるようにしました。

特徴としては

**①すべての養成課程の学生を対象にしたドリルであること**

**②日々の専門領域講義の復習のみならず，実習，国 … を網羅していること**

**③専門領域ごとにまとめたドリルであるが目次が統一 … 横のつながりが意識しやすいこと**

などがあげられます。

対象は学生ということを念頭においてシリーズ化したのですが，臨床現場で活躍されている言語聴覚士にも，基本的な知識の整理という意味で使用していただくことも可能かと考えています。

最後に，この『ドリルプラス』シリーズが有効活用され言語聴覚士養成校の学生の学びの一助となることを期待します。

令和3年1月

大塚裕一

## 聴覚障害の臨床を経験して

筆者は，2007 年より聴覚障害に対する臨床に携わらせていただいている。おもに，聴覚評価として純音聴力検査，語音聴力検査，インピーダンスオージオメトリー，内耳機能検査，補聴器適合検査などを行ってきた。また，人工内耳のマッピングにもかかわらせていただき，本人または両親に対する術前指導から人工内耳のマッピング，装用評価などを行ってきた。

大学生の頃，特に耳鼻咽喉科領域に興味をもっていた筆者は，聴覚障害や音声障害のことでわからないことがあれば大学教員の研究室へ出向き質問をしたり，著書・論文を検索してなるべく理解できるように心がけていた。しかし，耳鼻科領域，特に聴覚障害は，学べば学ぶほど新しい単語が出てきて，途方にくれていたのを今でも覚えている。

仕事に就き，臨床をいざはじめると，教科書通りにいかないことが多く，大学生の頃よりもさらに勉強しながら患者さんと毎日向き合っていた。仕事に就いた当初，病院では，言語聴覚士は筆者 1 人であったため，周りの耳鼻科医の先生方にほぼ毎日のように質問させていただき，ご指導をいただいていた。さらには，県内の聴覚障害分野に長く携わっている言語聴覚士の先生方とも交流させていただき，小児聴覚障害のなかでも特に人工内耳装用児へのかかわり方についてご教示いただいた。

現在は，教育の立場からどのようにすれば聴覚障害について学生の理解が深まり，そして興味をもってもらえるかを日々考えながら講義を行っている。特に 1 年次で講義を行う聴覚の解剖や生理，聴覚障害を生じる疾患については，白板にイラストを描きながら講義を行い，学生がなるべく聴覚分野に対して苦手意識をもたないように工夫しているつもりである。

聴覚障害領域は，覚えることが多く，国家試験の出題数も多い。ぜひ，本書を国家試験勉強の材料として使用してもらいたい。そして，将来聴覚障害の臨床に取り組んでもらえる学生が 1 人でも多くいたら幸いである。

令和 3 年 1 月

兒玉成博

## 聴覚障害学に触れて

筆者は言語聴覚士を志した当初から，聴覚障害に携わることを志望していました。しかし，言語聴覚士の養成校の講義は聴覚障害に関するものがたくさんあり，覚えることも膨大で，なかなか知識の整理がうまくいかずに心が折れそうになったことが何度もありました。自分にはむずかしい領域なのかもしれないと思ったこともありましたが，長期実習で聴覚障害児の評価・訓練をさせていただき，少しずつ座学と臨床が結びついていくと，まだまだ未熟で，気が遠くなるような数の知識が必要だと思ったと同時に，もっともっと聴覚を知りたい，頑張りたいとそこから聴覚にはまっていきました。人工内耳や補聴器を装用し，視覚と聴覚を最大限に活用し，コミュニケーション法を獲得していく子どもたちを見て，聴覚障害療育を専門的に学び，このような子どもたちを保護者とともに支えたいと決意しました。

縁あって宮崎大学医学部附属病院耳鼻咽喉科に専属言語聴覚士として入職させていただき，気づけば約 10 年，全国学会や治験などに数多く参加させていただき，とても刺激的な毎日を送りました。臨床でも数多くの聴覚障害児者を担当し，座学と臨床が結びつく瞬間を何度も経験し，知識をつけていきました。人工内耳の「音入れ」の瞬間は何度立ち会っても感動で，保護者の涙はこれからのマッピングや訓練に向かう私の気持ちを奮い立たせてくれました。

今回，恩師の一人である熊本保健科学大学の大塚裕一先生よりこの問題集のお話をいただいたとき，学生の皆さんに少しでも臨床に結びつく座学を，と思い作成させていただきました。「聴覚はむずかしいから，頭がよい人しか無理だ」というイメージをもっている学生が多いと思います。筆者もそうでした。本書では，国家試験に必要な知識を押さえることはもちろんですが，検査を覚えるうえでもそれがなぜ聴覚障害児者のために必要な知識なのか，膨大な聴覚の知識のなかでも特に言語聴覚士が知っておくべきことは何なのかを簡潔ですが抽出したつもりです。

本書が，これから聴覚を極めたい方にも，また，聴覚に苦手意識をもち，何から手をつけたらいいのかわからない学生さんにも「言語聴覚士」と名乗るうえで必要な聴覚の知識を得る入口となれば幸いです。

令和 3 年 1 月

山本麻代

# Contents

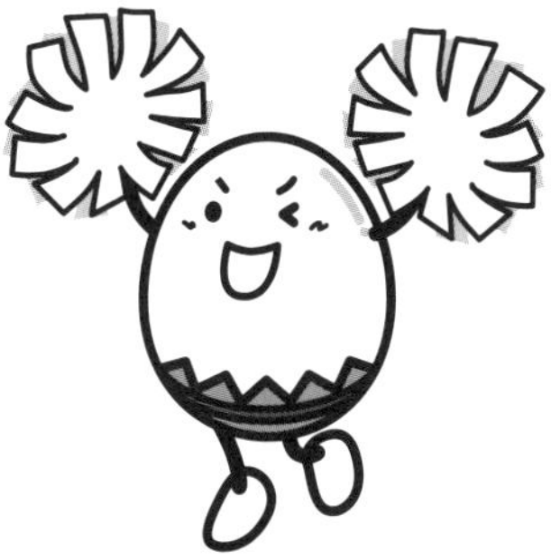

# 編集者・著者紹介

## 編集者

**大塚裕一　（おおつか　ゆういち）**
熊本保健科学大学保健科学部リハビリテーション学科言語聴覚学専攻教授

**略　　歴：** 1990 年日本聴能言語学院聴能言語学科卒業。2010 年熊本県立大学大学院文学研究科日本語日本文学専攻博士前期課程修了。1990 年 4 月より野村病院（宮崎県）勤務後 1996 年 9 月より菊南病院勤務。2012 年 4 月より熊本保健科学大学准教授，2020 年 4 月より現職。

**所属学会等：** 熊本県言語聴覚士会監事，くまもと言語聴覚研究会代表，熊本摂食・嚥下リハビリテーション研究会運営委員。

**おもな著書：**「なるほど！失語症の評価と治療」（金原出版，2010），「失語症Q&A」（共著，新興医学出版社，2013），「絵でわかる失語症の症状と訓練」（医学と看護社，2015），「明日からの臨床・実習に使える言語聴覚障害診断」（医学と看護社，2016）等。

## 著者（五十音順）

**兒玉成博　（こだま　なりひろ）**
熊本保健科学大学保健科学部リハビリテーション学科言語聴覚学専攻講師

**略　　歴：** 2007 年 3 月九州保健福祉大学保健科学部言語聴覚療法学科卒業。2017 年 3 月熊本大学大学院医学教育部医科学専攻博士課程修了。2007 年 6 月より熊本大学医学部附属病院耳鼻咽喉科・頭頸部外科勤務後，2017 年 4 月より現職。

**所属学会等：** 熊本県言語聴覚士会会員，日本音声言語医学会会員，日本言語聴覚士協会会員。

**山本麻代　（やまもと　まよ）**
熊本駅前看護リハビリテーション学院言語聴覚療法学科専任教員

**略　　歴：** 2007 年 3 月学校法人青照学舎メディカル・カレッジ青照館言語聴覚療法学科卒業。2011 年 3 月宮崎大学大学院医学系研究科修士課程修了。2007 年 4 月より天草慈恵病院リハビリテーション科にて勤務後，2009 年 1 月より宮崎大学医学部附属病院耳鼻咽喉科・頭頸部外科に入職。2015 年 10 月より宮崎大学医学部附属病院難聴支援センター副センター長就任。2018 年 4 月より現職。

**所属学会等：** 日本聴覚医学会会員，日本耳鼻咽喉科学会会員，日本言語聴覚士協会会員，熊本県言語聴覚士会会員。

# 本ドリルの使い方

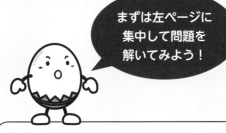

まずは左ページに集中して問題を解いてみよう！

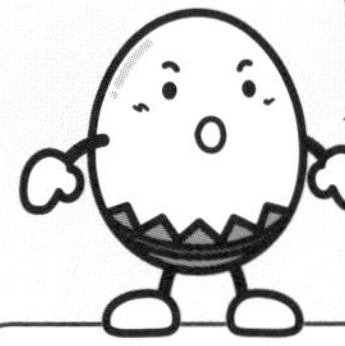

左ページに穴埋め問題があります。傍注には「HINT」を掲載しているので，解答の参考にして解いてみましょう。

右ページには「読み解くための Keyword」として，重要用語を解説しています。知識をより深めましょう！

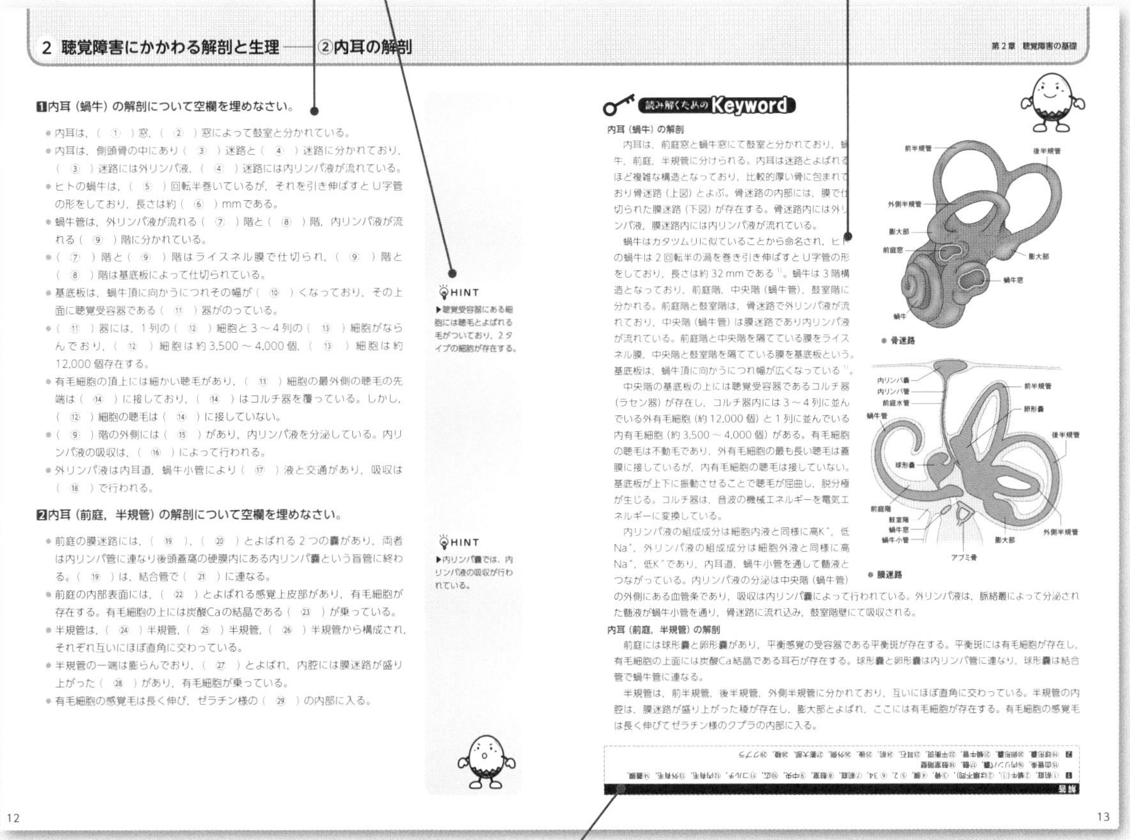

2 聴覚障害にかかわる解剖と生理 ── ②内耳の解剖

第2章 聴覚障害の基礎

**1 内耳（蝸牛）の解剖について空欄を埋めなさい。**

- 内耳は，（ ① ）窓，（ ② ）窓によって鼓室と分かれている。
- 内耳は，側頭骨の中にあり（ ③ ）迷路と（ ④ ）迷路に分かれており，（ ③ ）迷路には外リンパ液，（ ④ ）迷路には内リンパ液が流れている。
- ヒトの蝸牛は，（ ⑤ ）回転半巻いているが，それを引き伸ばすとU字管の形をしており，長さは約（ ⑥ ）mmである。
- 蝸牛管は，外リンパ液が流れる（ ⑦ ）階と（ ⑧ ）階，内リンパ液が流れる（ ⑨ ）階に分かれている。
- （ ⑦ ）階と（ ⑨ ）階はライスネル膜で仕切られ，（ ⑨ ）階と（ ⑧ ）階は基底板によって仕切られている。
- 基底板は，蝸牛頂に向かうにつれその幅が（ ⑩ ）くなっており，その上面に聴覚受容器である（ ⑪ ）器がのっている。
- （ ⑪ ）器には，1列の（ ⑫ ）細胞と3～4列の（ ⑬ ）細胞がならんでおり，（ ⑫ ）細胞は約3,500～4,000個，（ ⑬ ）細胞は約12,000個存在する。
- 有毛細胞の頂上には細かい聴毛があり，（ ⑬ ）細胞の最外側の聴毛の先端は（ ⑭ ）に接しており，（ ⑭ ）はコルチ器を覆っている。しかし，（ ⑫ ）細胞の聴毛は（ ⑭ ）に接していない。
- （ ⑨ ）階の外側には（ ⑮ ）があり，内リンパ液を分泌している。内リンパ液の吸収は，（ ⑯ ）によって行われる。
- 外リンパ液は内耳道，蝸牛小管により（ ⑰ ）液と交通があり，吸収は（ ⑱ ）で行われる。

HINT
▶聴覚受容器にある細胞には聴毛とよばれる毛がついており，2タイプの細胞が存在する。

**2 内耳（前庭，半規管）の解剖について空欄を埋めなさい。**

- 前庭の膜迷路には，（ ⑲ ），（ ⑳ ）とよばれる2つの嚢があり，両者は内リンパ管に連なり後頭蓋窩の硬膜内にある内リンパ嚢という盲管に終わる。（ ⑲ ）は，結合管で（ ㉑ ）に連なる。
- 前庭の内部表面には，（ ㉒ ）とよばれる感覚上皮部があり，有毛細胞が存在する。有毛細胞の上には炭酸Caの結晶である（ ㉓ ）が乗っている。
- 半規管は，（ ㉔ ）半規管，（ ㉕ ）半規管，（ ㉖ ）半規管から構成され，それぞれ互いにほぼ直角に交わっている。
- 半規管の一端は膨らんでおり，（ ㉗ ）とよばれ，内腔には膜迷路が盛り上がった（ ㉘ ）があり，有毛細胞が乗っている。
- 有毛細胞の感覚毛は長く伸び，ゼラチン様の（ ㉙ ）の内部に入る。

HINT
▶内リンパ嚢では，内リンパ液の吸収が行われている。

読み解くための Keyword

**内耳（蝸牛）の解剖**

内耳は，前庭窓と蝸牛窓にて鼓室と分かれており，蝸牛，前庭，半規管に分けられる。内耳は迷路とよばれるほど複雑な構造となっており，比較的厚い骨に包まれており骨迷路（上図）とよぶ。骨迷路の内部には，膜で仕切られた膜迷路（下図）が存在する。骨迷路内には外リンパ液，膜迷路内には内リンパ液が流れている。

蝸牛はカタツムリに似ていることから命名され，ヒトの蝸牛は2回転半の渦を巻き引き伸ばすとU字管の形をしており，長さは約32 mmである[1]。蝸牛は3階構造となっており，前庭階，中央階（蝸牛管），鼓室階に分かれる。前庭階と鼓室階は，骨迷路で外リンパ液が流れており，中央階（蝸牛管）は膜迷路であり内リンパ液が流れている。前庭階と中央階を隔てている膜をライスネル膜，中央階と鼓室階を隔てている膜を基底板という。基底板は，蝸牛頂に向かうにつれ幅が広くなっている[1]。

中央階の基底板の上には聴覚受容器であるコルチ器（ラセン器）が存在し，コルチ器内には3～4列に並んでいる外有毛細胞（約12,000個）と1列に並んでいる内有毛細胞（約3,500～4,000個）がある。有毛細胞の聴毛は不動毛であり，外有毛細胞の最も長い聴毛は蓋膜に接しているが，内有毛細胞の聴毛は接していない。基底板が上下に振動させることで聴毛が屈曲し，脱分極が生じる。コルチ器は，音波の機械エネルギーを電気エネルギーに変換している。

内リンパ液の組成成分は細胞内液と同様に高$K^+$，低$Na^+$，外リンパ液の組成成分は細胞外液と同様に高$Na^+$，低$K^+$であり，内耳道，蝸牛小管を通して髄液とつながっている。内リンパ液の分泌は中央階（蝸牛管）の外側にある血管条であり，吸収は内リンパ嚢によって行われている。外リンパ液は，脈絡叢によって分泌された髄液が蝸牛小管を通り，骨迷路に流れ込み，鼓室階壁にて吸収される。



**内耳（前庭，半規管）の解剖**

前庭には球形嚢と卵形嚢があり，平衡感覚の受容器である平衡斑が存在する。平衡斑には有毛細胞が存在し，有毛細胞の上面には炭酸Ca結晶である耳石が存在する。球形嚢と卵形嚢は内リンパ管に連なり，球形嚢は結合管で蝸牛管に連なる。

半規管は，前半規管，後半規管，外側半規管に分かれており，互いにほぼ直角に交わっている。半規管の内腔は，膜迷路が盛り上がった稜が存在し，膨大部とよばれ，ここには有毛細胞が存在する。有毛細胞の感覚毛は長く伸びてゼラチン様のクプラの内部に入る。

解答

12

13

解答は右ページ下に掲載しています。

問題は全部で705問！
どのくらい解けたかな？
p.82の採点表で
採点してみよう！

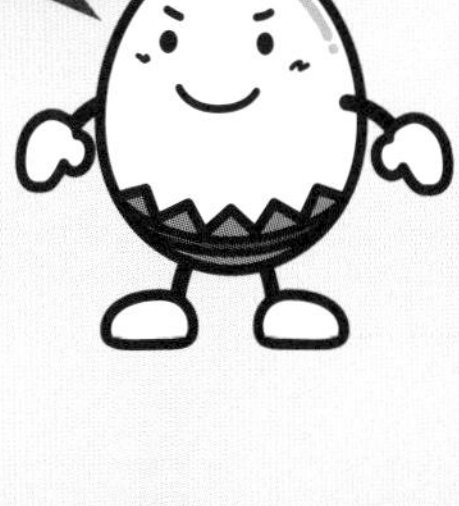

第1章

# 聴覚障害リハビリテーションの歴史

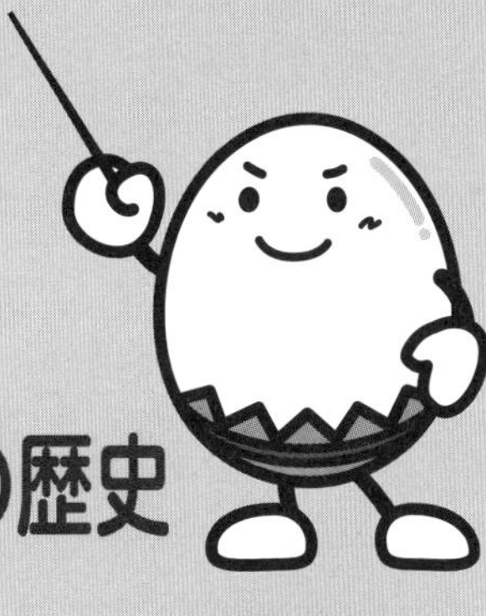

この章では，聴覚障害リハビリテーションの歴史について学んでいきます。
16 世紀以前から聴覚障害に対してどのような指導・教育が行われ，どのように変化してきたのかを理解しましょう。

# 1 16世紀以前～19世紀の歴史

## 1 聴覚障害の16世紀以前の歴史について空欄を埋めなさい。

- 古代エジプトでは，（　①　）は「神々によって特別に選ばれた人」として丁寧に扱われ，（　①　）も教育を受けていた。
- 古代ギリシャでは，障害者は社会の重荷であるとされ，ギリシャの哲学者（　②　）は，「聾《ろう》になると唖《あ》になり，理性を欠いた（　①　）を教育することはできない」と指摘した。
- 古代ローマの初期には，聾者の生活は極めて困難であったが，次第に多くの（　①　）たちが生存を許されるようになり，話すことができる（　①　）のみ（　③　）も付与された。
- （　④　）は，手で行われるジェスチャーやサインを（　⑤　）とよび，キリスト教の教義を受けとることや信仰に達するために聞くことができない人たちに対する一つの手段としていた。

💡HINT
▶古代エジプトでは，人道主義的な哲学が広く行きわたっていた。

## 2 聴覚障害の16世紀～18世紀の歴史について空欄を埋めなさい。

- ルネッサンス以降，医学や哲学の好奇心から聾者も研究の対象となり，イタリアの医師（　⑥　）は，描かれた記号や文字を実物や絵とマッチングさせる指導により言語教育が可能であることを提唱した。
- スコットランドの（　⑦　）は，Aristotélēs《アリストテレス》の考えに疑問を投げかけ，聴覚障害者は他者と同等の能力をもっていると提唱した。

## 3 聴覚障害の18世紀～19世紀の歴史について空欄を埋めなさい。

- 1770年に（　⑧　）によってパリ聾学校が開設され，教育を必要とする貧しい聾児を受け入れ，（　⑨　）法を用いて教育した。
- 一方，1778年に（　⑩　）は，ドイツ初の聾学校をつくり，言語指導に手話や指文字を排し，純粋な（　⑪　）法を採用した。
- アメリカでは，19世紀に（　⑫　）が（　⑨　）法によるコネティカット聾学校を設立し，一方，（　⑬　）と（　⑭　）は1867年に（　⑪　）法のクラーク聾学校を設立した。

💡HINT
▶パリ聾学校は，聾者に対する世界初の聾学校である。

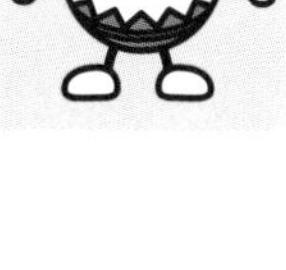

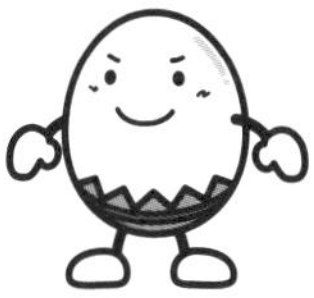

## 読み解くためのKeyword

### 16世紀以前の歴史

**● 各時代の聴覚障害に対する考え方**

| 時代 | 聴覚障害に対する考え方 |
|---|---|
| 古代エジプト | 人道主義の時代　聾者は「神々によって特別に選ばれた人」[1] |
| 古代ギリシャ | 聾者は社会の重荷である<br>「聾になると唖となる」[1]（Aristotelēs）<br>「理性を欠いた聾者を教育することはできない」[1]（Aristotelēs） |
| 古代ローマ | 話すことができる聾者のみ法的権利が与えられた<br>「聾は話し言葉の理解の妨害となる」（Augustinus《アウグスティヌス》）<br>「聾者は，目にみえる言葉（ジェスチャーやサイン）によって話しかけることができる」（Augustinus） |

### 16世紀～17世紀の歴史

ルネサンス以降，聾者も教育可能とする考え方が広まり定着した。

・Gerolamo Cardano《ジェロラモ カルダーノ》（1501 ～ 1576）

イタリアの医師で，描かれた記号や文字を実物や絵とマッチングさせる指導により言語教育が可能であることを提唱した[2]。

・George Dalgarno《ジョージ ダルガーノ》（1626 ～ 1687）

Aristotelēsの考えに疑問を投げかけ聴覚障害者は他者と同等の能力をもっていると提唱した[2]。

### 18世紀～19世紀の歴史

**● 各国の聾学校**

| Charles Michel de l'Épée《シャルル ミシェル ド レペ》（フランス） | Samuel Heinicke《ザムエル ハイニッケ》（ドイツ） | Thomas Hopkins Gallaudet《トーマス ホプキンズ ギャローデット》（アメリカ） | Gardiner Greene《ガーディナー グリーン》 Hubbard《ヒューバード》（アメリカ）<br>Samuel Gridley Howe《サミュエル グリッドレイ ハウ》（アメリカ） |
|---|---|---|---|
| 聾学校（パリ）<br>1770年 | 聾学校（ライプチヒ）<br>1778年 | 聾学校（コネティカット）<br>1817年 | 聾学校（クラーク）<br>1867年 |
| 手話法（手話，指文字，書き言葉） | 口話法（読話，話し言葉） | 手話法 | 口話法 |

**解答**

1 ①聾者，②Aristotelēs（アリストテレス），③法的権利，④Augustinus（アウグスティヌス），⑤目にみえる言葉
2 ⑥Gerolamo Cardano（ジェロラモ　カルダーノ），⑦George Dalgarno（ジョージ　ダルガーノ）
3 ⑧Charles Michel de l'Épée（シャルル　ミシェル　ド　レペ），⑨手話，⑩Samuel Heinicke（ザムエル　ハイニッケ），⑪口話，⑫Thomas Hopkins Gallaudet（トーマス　ホプキンズ　ギャローデット），⑬Gardiner Greene Hubbard（ガーディナー　グリーン　ヒューバード），⑭Samuel Gridley Howe（サミュエル　グリッドレイ　ハウ）（⑬，⑭は順不同）

# 2 19 世紀～ 20 世紀の歴史・日本の聴覚障害における歴史

## 1 聴覚障害の 19世紀～ 20世紀の歴史について空欄を埋めなさい。

- 19 ～ 20 世紀では，医学，解剖学，生理学，物理学などの学問分野の新たな知見が聾教育に貢献をもたらし，なかでも聴覚において（　①　）の存在とその活用への試みが行われた。
- フランスの医師である（　②　）は，騒音や楽器を音源として（　③　）を実施し，聴覚障害児に対するさまざまな聴能訓練を行った。
- 1876 年に電話器を発明した（　④　）は，それ以前からボストン聾学校やクラーク聾学校で（　⑤　）法による発音指導を行っていた。
- 1900 年には Ferdinand《フェルデナンド》 Alt《アルト》が初めて（　⑥　）を考案した。
- 第二次世界大戦以降，（　③　）や（　⑥　）の技術が進展し，口話法から（　⑦　）法へと急速に進展した。
- 1954 年にイギリスの（　⑧　）夫婦が「聴取と読話は常に同時に用いるべきであり，可能な限り早期から実施すべき」と主張し，（　⑨　）法を提唱した。

**HINT**

▶第二次世界大戦は，エレクトロニクスを大きく進歩させた。

## 2 日本の聴覚障害における歴史について空欄を埋めなさい。

- 1878 年に（　⑩　）が設立され，ついで 1880 年に（　⑪　）が東京にも開校するが，聾教育の義務化は 1948 年まで待たねばならなかった。
- 明治から大正末期までは，教育方法としておもに手話や書き言葉による教育であったが，1920 年日本初の口話法の聾学校である（　⑫　）が開設された。
- 1960 年以降，医療，教育，福祉の各分野で聴覚活用への取り組みは発展し，分離教育（通常学校と聾学校）から通常学校への就学という（　⑬　）を可能にし，聴覚障害児の新たな可能性を開くものとして期待された。
- しかし，（　⑬　）における通常学級では，子どもの障害特性に応じた教育の保障は不十分であり，個々のニーズに対応し，すべて包み込むべきという考え方に変化し，それを（　⑭　）教育とよぶ。
- 1975 年には，（　⑮　）施設が誕生し，0 歳からの療育が開始され，聾学校でも（　⑯　）歳からの幼稚部教育が定着した。
- 1980 年代になると，北欧やアメリカを中心に普及した（　⑰　）教育の影響を受けた。（　⑰　）教育とは，聾者の母語を手話言語とし，第二言語としてその国の言語を習得するというものである。
- （　⑰　）教育の影響を受けて，（　⑱　）法への反動が高まり，聴覚障害児への療育・教育の目的を見直すきっかけとなり，2008 年に日本初の日本手話による聾学校，（　⑲　）が開校した。

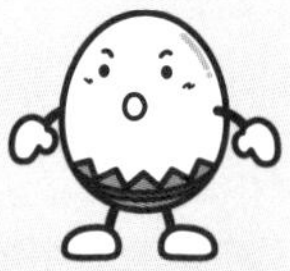

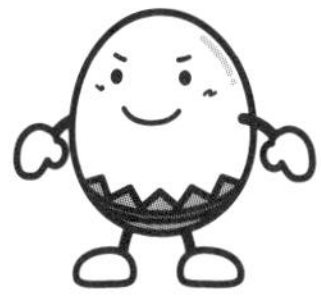

## 読み解くための Keyword

**19世紀～20世紀の歴史**

医学，解剖学，生理学，物理学などの学問分野の新たな知見が聾教育に貢献をもたらし，なかでも残存聴力の存在とその活用への試みが一挙に進んだ[1)]。そのため，口話法から聴覚口話法へ急速に進展した。

第二次世界大戦以降，電気式補聴器の性能は急速に向上し，聴覚検査や診断技術も進展した。その結果，早期発見や早期の聴覚補償が可能となった。

**Jean Marc Gaspard Itard《ジャン マルク ガスパール イタール》**

フランスの医師であり，さまざまな騒音を出す装置や楽器を音源とし，聴覚検査を実施した。Itardは聴力の損失を５つのカテゴリー（①大きな声でゆっくり話せば理解できる，②有声無声子音は弁別できないが，母音は聞き分けられる，③子音のほとんどは弁別できないが，大きな声の母音であれば聞き分けられ，イントネーションの知覚と発声に問題がある，④音声と雑音の違いは弁別できる，⑤強大な音に気づくが，触振動感覚による）に分類した[2)]。

**Alexander Graham Bell《アレクサンダー グラハム ベル》**

電話器の発明者である。聴覚障害の母と妻をもつベルは，以前から視話法による発音指導を実践していた。Bell自身が補聴器をつくることはなかったが，電話器の発明がその後の電気式補聴器の歴史の始まりである。

**Ferdinand Alt**

1900年に初めて電気式補聴器を考案した[1)]。

**Ewing《ユーイング》夫妻**

イギリス聾学校の児童の聴力調査を実施し，「聴取と読話は常に同時に用いるべきであり，可能な限り早期（1歳頃）から実施すべき」と主張し，聴覚・読唇法を説いた[1)]。

**日本の聴覚障害における歴史**

1878年に日本初の聾学校，京都盲唖院（現在の京都府立聾学校，京都府立盲学校）が設立された[1)]。1880年には楽善会訓盲院（明治18年に東京盲唖学校となる。現在の筑波大学附属聴覚特別支援学校，視覚特別支援学校）が東京にも開校した。しかし，聾教育の義務化は1948年まで待たなければならなかった。1920年には日本初の口話法の聾学校である日本聾話学校が開設された。1960年以降には分離教育から統合教育（インテグレーション）を可能にしたが，その後，ノーマライゼーションの普及に呼応し，障害の有無にかかわりなく個々の教育ニーズに対応し，すべてを包み込むべきという考え方に変化し，それをインクルージョン教育という。1975年になると難聴幼児通園施設が誕生し，0歳からの療育が開始された。また，聾学校でも3歳からの幼稚部教育が定着した。

**バイリンガル教育**

聾者の母語（第一言語）を手話言語とし，第二言語としてその国の言語を取得するというものである。バイリンガル教育の影響を受け，聴覚口話法への反動が生じ，聴覚障害児における療育・教育の目的を見直すきっかけとなった。2008年には，日本手話による聾学校，明晴学園が開校[1)]した。

**解答**

**1** ①残存聴力，② Jean Marc Gaspard Itard（ジャン　マルク　ガスパール　イタール），③聴覚検査，④ Alexander Graham Bell（アレクサンダー　グラハム　ベル），⑤視話，⑥電気式補聴器，⑦聴覚口話，⑧ Ewing（ユーイング），⑨聴覚読唇

**2** ⑩京都盲唖院，⑪楽善会訓盲院，⑫日本聾話学校，⑬統合教育（インテグレーション），⑭インクルージョン，⑮難聴幼児通園，⑯ 3，⑰バイリンガル，⑱聴覚口話，⑲明晴学園

## MEMO

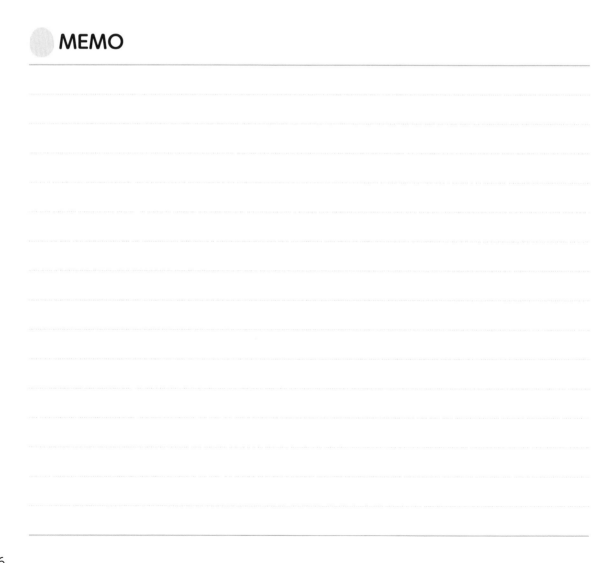

第2章

# 聴覚障害の基礎

聴覚障害の定義を理解し，聴覚障害にかかわる外耳・中耳・内耳の解剖や生理について学びます。また，聴覚障害にはどのようなタイプがあるのか，疾患と症状についてあわせて理解しましょう。

# 1 聴覚障害の定義

## ❶聴覚障害の定義について空欄を埋めなさい。

- 聴覚障害を表す用語として，聴力障害，難聴，（ ① ）などさまざまあるが，厳密に定義されているわけではない。一般的に重度の難聴を（ ① ）とよぶ。
- 聴覚障害の「障害」は必ずしも不幸でも不健康でもなく，本来の表記は（ ② ）であり，邪魔や害を与える意味はない。
- 聴覚を（ ③ ）と（ ④ ）の2側面から捉えた場合，（ ③ ）の障害によって聴覚閾値の上昇を生じ，（ ④ ）の障害により音の聞き分けができなくなる。

## ❷聴覚障害の分類について空欄を埋めなさい。

- 聴覚障害の分類は，難聴の（ ⑤ ），（ ⑥ ），（ ⑦ ），（ ⑧ ）などによって分けられ，（ ⑤ ）の分類において，500 Hz，1,000 Hz，2,000 Hz，4,000 Hzの（ ⑨ ）レベルを用いて表のようになる。

| 程度 | 分類基準 | 障害等級 |
|---|---|---|
| 軽度 | 26 ～ 39 dB HL | 無該当 |
| （ ⑩ ） | 40 ～ 69 dB HL | 無該当 |
| （ ⑪ ） | 70 ～ 89 dB HL | 両側　70 dB以上：（ ⑭ ）級<br>両側　80 dB以上：（ ⑮ ）級 |
| （ ⑫ ） | 90 ～ 99 dB HL | 両側　90 dB以上：（ ⑯ ）級 |
| （ ⑬ ） | 100 dB HL以上 | 両側 100 dB以上：（ ⑰ ）級 |

HINT
▶難聴の程度があるレベルを超えると，身体障害者手帳を交付される。

## ❸聴覚障害の発症率について空欄を埋めなさい。

- 永続的な両側の中等度以上の先天性難聴の発症頻度は，約（ ⑱ ）人に1人である。
- 難聴のハイリスク因子がある場合，発症率は増加し，ハイリスク因子には（ ⑲ ），（ ⑳ ），（ ㉑ ），（ ㉒ ）などがある。

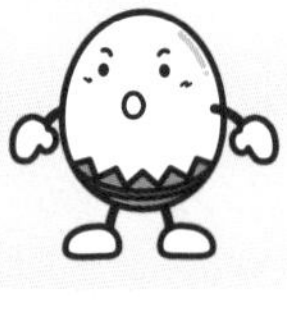

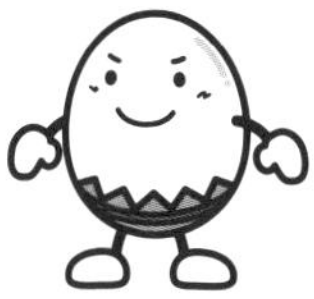

## 読み解くための Keyword

**聴覚障害とは**

聴覚障害に関する困難性を表す用語として「聴力障害」「難聴」「聾」などの言葉が使われる[1)]。しかし，それぞれが厳密に定義されているものではない。時代や国，障害に対する認識，立場によってさまざまである。医学分野では「難聴」と表現されることが多く，診断名や聞こえの障害の性質，程度の数量的表現として用いられる。一般的に重度の難聴を「聾」という。

聴覚障害者に対して，正常な聞こえの人を「聴者」または「健聴者」という[1)]。

漢字表記では，「障害」が通例であるが，本来は「障碍」であり，「碍」とは「自分の意思が通じず困った状態」を表し，邪魔や害を与える意味はない。

聴覚を 2 側面から捉えると，「感度」，「弁別能」に分けられる。

感度：どの程度弱い音刺激まで敏感に気づけるかという側面である。感度の障害によって強い音刺激でないと気づけない状態（聴覚閾値の上昇）[2)] となる。

弁別能：周波数，強度，波形についていかに多種類の音を聞き分けられるかという側面である。弁別能の障害によってたとえ音の存在に気づけたとしても，それがどのような音であるのかという聞き分けができなくなる[2)]。

**聴覚障害の分類**

難聴の分類として，下表のように分けられる。

● **基準別における難聴の分類**

| 基準 | 分類 |
|---|---|
| 障害部位 | 伝音難聴，感音難聴，混合難聴 |
| 難聴の程度 | 軽度難聴，中等度難聴，高度難聴，重度難聴，最重度難聴 |
| 聴力型 | 正常型，水平型，高音漸傾型，高音急墜型，低音障害型，谷型，山型，dip型（ある特定の周波数のみ聴力低下） |
| 発症時期 | 先天性難聴，後天性難聴 |

難聴の程度においては，500 Hz，1,000 Hz，2,000 Hz，4,000 Hzの平均聴力レベルを用いて，以下のとおりとなる。

26 ～ 39 dB HL：軽度難聴，障害等級無該当
40 ～ 69 dB HL：中等度難聴，障害等級無該当
70 ～ 89 dB HL：高度難聴，障害等級 6 級（70 dB以上），障害等級 4 級（80 dB以上）
一側 90 dB以上，他側 50 dB以上
90 ～ 99 dB HL：重度難聴，障害等級 3 級
両耳による最良の語音明瞭度が 50%以下
100 dB HL以上：最重度難聴，障害等級 2 級

**聴覚障害の発症率**

新生児聴覚スクリーニング検査の結果から，永続的な両側の中等度以上の先天性難聴の発症頻度は，約 1,000 人に 1 人と報告されている。難聴のハイリスク因子がある場合の発症率はさらに増加する。ハイリスク因子として，極低出生体重（1,500 g以下），近親結婚，出生時仮死，高ビリルビン血症などがある。

**解答**

**1** ①聾，②障碍，③感度，④弁別能
**2** ⑤程度，⑥障害部位，⑦聴力型，⑧発症時期（⑥～⑧は順不同），⑨平均聴力，⑩中等度，⑪高度，⑫重度，⑬最重度，⑭ 6，⑮ 4，⑯ 3，⑰ 2
**3** ⑱ 1,000，⑲極低出生体重，⑳近親結婚，㉑出生時仮死，㉒高ビリルビン血症（⑲～㉒は順不同）

# 2 聴覚障害にかかわる解剖と生理 ―― ①耳の発生・外耳と中耳の解剖

## 1 耳の発生について空欄を埋めなさい。

- 胎生 4 週頃（　①　）鰓弓《さいきゅう》と（　②　）鰓弓に 6 個の結節が出現し，耳介となる。
- 胎生 4 週頃，（　①　）鰓溝《さいこう》から 1 次外耳道（軟骨性外耳道）となり，胎生 28 週頃に 2 次外耳道が完成する。
- 第 1 鰓弓から（　③　）骨，（　④　）骨，第 2 鰓弓から（　⑤　）骨が発生し，耳小骨が完成する。
- 内耳の発生は，胎生 2 週頃，外胚葉が肥厚し耳板となり，その後，（　⑥　）となる。（　⑥　）から上部と下部に分かれ，上部は，（　⑦　），下部は（　⑧　）となる。上部から（　⑨　），下部から（　⑩　）が発生する。

## 2 外耳・中耳の解剖について空欄を埋めなさい。

- 耳介は耳介軟骨と皮膚で形成される。耳介軟骨は（　⑪　）軟骨である。
- 外耳道は，長さ約（　⑫　）mm，S字カーブで彎曲《わんきょく》しており，（　⑬　）部と（　⑭　）部に分かれている。皮脂腺や耳垢腺は（　⑬　）部のみに存在する。
- 鼓膜は楕円形で 2 つに分かれている。（　⑮　）部が皮膚層，固有層，粘膜層の 3 層構造，（　⑯　）部が皮膚層，粘膜層の 2 層構造となっている。
- 耳管は，（　⑬　）部と（　⑭　）部に分かれており，約（　⑰　）mmの管である。
- 耳小骨は，（　⑱　）骨，（　⑲　）骨，（　⑳　）骨の順に連なっており，（　⑱　）骨の柄は鼓膜，（　⑳　）骨底は，前庭窓につく。
- 耳小骨には（　㉑　）筋と（　㉒　）筋の 2 つの筋肉がついている。（　㉑　）筋は三叉《さんさ》神経支配，（　㉒　）筋は顔面神経支配である。

**HINT**

▶胎生 3 週～ 8 週に胚は急速に発達し，この時期を器官形成期ともいう。

**HINT**

▶耳小骨は人間にある骨のなかで最も小さな骨であり，最も大きい骨は大腿骨である。

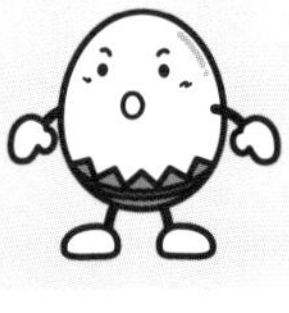

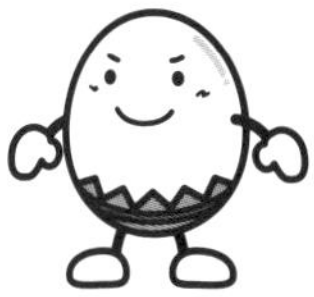

## 読み解くための Keyword

**外耳・中耳の発生**[1]

胎生 4 週頃：第 1 鰓弓と第 2 鰓弓に 6 個の結節ができる。（後に耳介となる）
第 1 鰓溝から 1 次外耳道（軟骨性外耳道）となる。

胎生 16 週頃：軟骨としてうずまいている耳小骨が骨化する。第 1 鰓弓からツチ骨，キヌタ骨，第 2 鰓弓からアブミ骨が発生する。

胎生 18 週頃：外耳道の骨性部分がつくられる。

胎生 28 週頃：2 次外耳道が完成する。

**内耳の発生**[1]

胎生 2 週頃：外胚葉が肥厚し，耳板が発生する。その後，耳板→耳窩→耳胞となる。
耳胞は上部（卵形嚢）と下部（球形嚢）に分かれ，上部から半規管，下部から蝸牛《かぎゅう》ができる。

胎生 7 ～ 8 週頃：半規管の原型ができる。

胎生 10 ～ 11 週頃：蝸牛の回転が 2 回転半となる。

胎生 21 ～ 24 週頃：内耳が完成する。

胎生 25 ～ 28 週頃：音への反応が出現する。

**外耳・中耳の解剖**（図）

耳介は，おもに軟骨（耳介軟骨）でできており，軟骨のタイプは弾性軟骨である。

外耳道は，わずかに彎曲した管であり，その一番奥に鼓膜が張っている。外耳道の長さは，耳珠～鼓膜で約 36 mm であり[2]，軟骨部と骨部に分かれている。軟骨部には皮脂腺や耳垢腺があり，骨部にはない。

鼓膜は，緊張部と弛緩部に分かれている。3 層よりなり，外層は外耳道の皮膚の続き（皮膚層），中層には線維の束があり（固有層），内層は中耳の粘膜である（粘膜層）。ただし，弛緩部は固有層を欠く 2 層構造である。

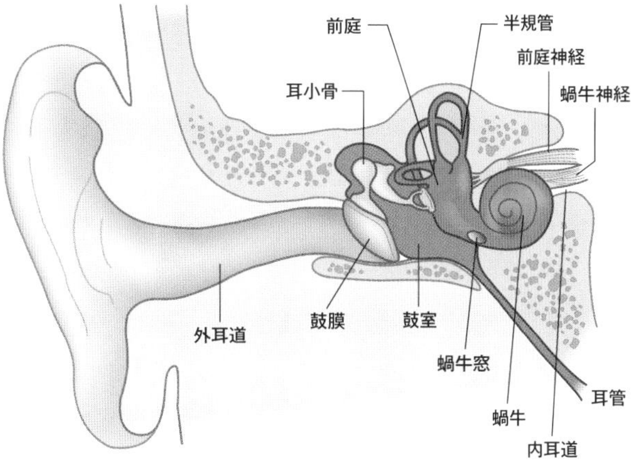


● 耳の構造

耳管は，咽頭と鼓室を連絡する長さ約 35 mm の管腔で[1]，機能は中耳の換気，排泄，防御である。

耳小骨は，ツチ骨，キヌタ骨，アブミ骨の順に関節で連合し，耳小骨連鎖を形成している。ツチ骨柄は鼓膜に，アブミ骨底は前庭窓に付着し内耳に連絡している。人間で最も小さな骨である。

耳小骨筋には，鼓膜張筋，アブミ骨筋の 2 つの筋がある。反射的に収縮し，耳小骨を介して鼓膜の緊張や伝音系を調整する。鼓膜張筋は三叉神経の支配を受け，収縮により鼓膜は内陥，アブミ骨筋は顔面神経の支配を受け，収縮によってアブミ骨頭を後方に，底前部を鼓室側に変位させる。

**解答**

1 ①第 1，②第 2，③ツチ，④キヌタ（③，④は順不同），⑤アブミ，⑥耳胞，⑦卵形嚢，⑧球形嚢，⑨半規管，⑩蝸牛

2 ⑪弾性，⑫ 36，⑬軟骨，⑭骨，⑮緊張，⑯弛緩，⑰ 35，⑱ツチ，⑲キヌタ，⑳アブミ，㉑鼓膜張，㉒アブミ骨

# 2 聴覚障害にかかわる解剖と生理 ―― ②内耳の解剖

## 1 内耳（蝸牛）の解剖について空欄を埋めなさい。

- 内耳は，（　①　）窓，（　②　）窓によって鼓室と分かれている。
- 内耳は，側頭骨の中にあり（　③　）迷路と（　④　）迷路に分かれており，（　③　）迷路には外リンパ液，（　④　）迷路には内リンパ液が流れている。
- ヒトの蝸牛は，（　⑤　）回転半巻いているが，それを引き伸ばすとU字管の形をしており，長さは約（　⑥　）mmである。
- 蝸牛管は，外リンパ液が流れる（　⑦　）階と（　⑧　）階，内リンパ液が流れる（　⑨　）階に分かれている。
- （　⑦　）階と（　⑨　）階はライスネル膜で仕切られ，（　⑨　）階と（　⑧　）階は基底板によって仕切られている。
- 基底板は，蝸牛頂に向かうにつれその幅が（　⑩　）くなっており，その上面に聴覚受容器である（　⑪　）器がのっている。
- （　⑪　）器には，1列の（　⑫　）細胞と3～4列の（　⑬　）細胞がならんでおり，（　⑫　）細胞は約3,500～4,000個，（　⑬　）細胞は約12,000個存在する。
- 有毛細胞の頂上には細かい聴毛があり，（　⑬　）細胞の最外側の聴毛の先端は（　⑭　）に接しており，（　⑭　）はコルチ器を覆っている。しかし，（　⑫　）細胞の聴毛は（　⑭　）に接していない。
- （　⑨　）階の外側には（　⑮　）があり，内リンパ液を分泌している。内リンパ液の吸収は，（　⑯　）によって行われる。
- 外リンパ液は内耳道，蝸牛小管により（　⑰　）液と交通があり，吸収は（　⑱　）で行われる。

**HINT**
▶聴覚受容器にある細胞には聴毛とよばれる毛がついており，2タイプの細胞が存在する。

## 2 内耳（前庭，半規管）の解剖について空欄を埋めなさい。

- 前庭の膜迷路には，（　⑲　），（　⑳　）とよばれる2つの嚢があり，両者は内リンパ管に連なり後頭蓋窩の硬膜内にある内リンパ嚢という盲管に終わる。（　⑲　）は，結合管で（　㉑　）に連なる。
- 前庭の内部表面には，（　㉒　）とよばれる感覚上皮部があり，有毛細胞が存在する。有毛細胞の上には炭酸Caの結晶である（　㉓　）が乗っている。
- 半規管は，（　㉔　）半規管，（　㉕　）半規管，（　㉖　）半規管から構成され，それぞれ互いにほぼ直角に交わっている。
- 半規管の一端は膨らんでおり，（　㉗　）とよばれ，内腔には膜迷路が盛り上がった（　㉘　）があり，有毛細胞が乗っている。
- 有毛細胞の感覚毛は長く伸び，ゼラチン様の（　㉙　）の内部に入る。

**HINT**
▶内リンパ嚢では、内リンパ液の吸収が行われている。

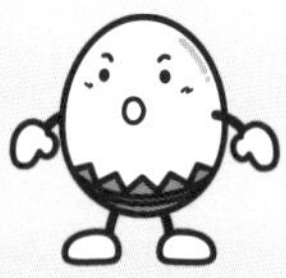

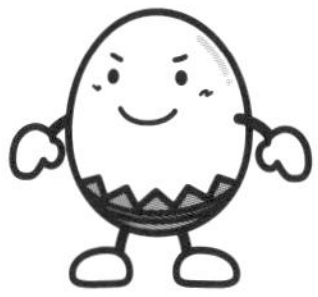

## 読み解くための Keyword

### 内耳（蝸牛）の解剖

内耳は，前庭窓と蝸牛窓にて鼓室と分かれており，蝸牛，前庭，半規管に分けられる。内耳は迷路とよばれるほど複雑な構造となっており，比較的厚い骨に包まれており骨迷路（上図）とよぶ。骨迷路の内部には，膜で仕切られた膜迷路（下図）が存在する。骨迷路内には外リンパ液，膜迷路内には内リンパ液が流れている。

蝸牛はカタツムリに似ていることから命名され，ヒトの蝸牛は 2 回転半の渦を巻き引き伸ばすと U字管の形をしており，長さは約 32 mm である[1)]。蝸牛は 3 階構造となっており，前庭階，中央階（蝸牛管），鼓室階に分かれる。前庭階と鼓室階は，骨迷路で外リンパ液が流れており，中央階（蝸牛管）は膜迷路であり内リンパ液が流れている。前庭階と中央階を隔てている膜をライスネル膜，中央階と鼓室階を隔てている膜を基底板という。基底板は，蝸牛頂に向かうにつれ幅が広くなっている[1)]。

中央階の基底板の上には聴覚受容器であるコルチ器（ラセン器）が存在し，コルチ器内には 3 ～ 4 列に並んでいる外有毛細胞（約 12,000 個）と 1 列に並んでいる内有毛細胞（約 3,500 ～ 4,000 個）がある。有毛細胞の聴毛は不動毛であり，外有毛細胞の最も長い聴毛は蓋膜に接しているが，内有毛細胞の聴毛は接していない。基底板が上下に振動させることで聴毛が屈曲し，脱分極が生じる。コルチ器は，音波の機械エネルギーを電気エネルギーに変換している。

内リンパ液の組成成分は細胞内液と同様に高$K^+$，低$Na^+$，外リンパ液の組成成分は細胞外液と同様に高$Na^+$，低$K^+$であり，内耳道，蝸牛小管を通して髄液とつながっている。内リンパ液の分泌は中央階（蝸牛管）の外側にある血管条であり，吸収は内リンパ嚢によって行われている。外リンパ液は，脈絡叢によって分泌された髄液が蝸牛小管を通り，骨迷路に流れ込み，鼓室階壁にて吸収される。

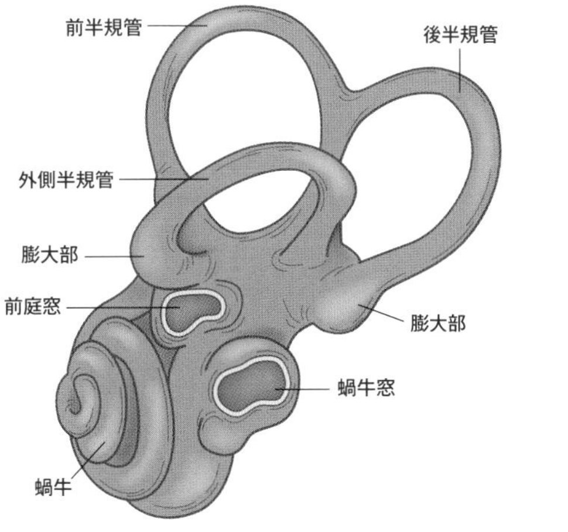

● 骨迷路

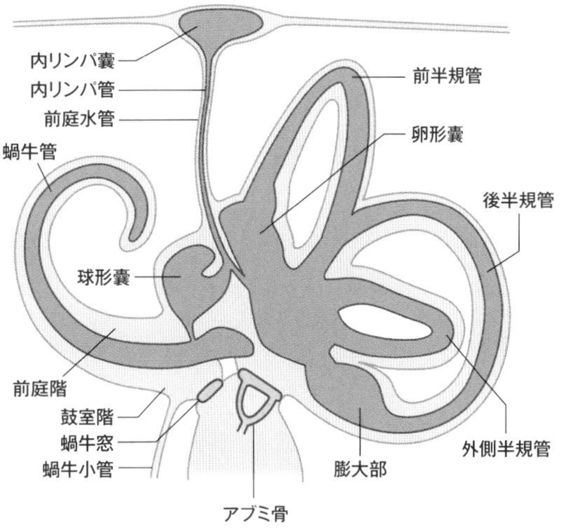

● 膜迷路

### 内耳（前庭，半規管）の解剖

前庭には球形嚢と卵形嚢があり，平衡感覚の受容器である平衡斑が存在する。平衡斑には有毛細胞が存在し，有毛細胞の上面には炭酸Ca結晶である耳石が存在する。球形嚢と卵形嚢は内リンパ管に連なり，球形嚢は結合管で蝸牛管に連なる。

半規管は，前半規管，後半規管，外側半規管に分かれており，互いにほぼ直角に交わっている。半規管の内腔は，膜迷路が盛り上がった稜が存在し，膨大部とよばれ，ここには有毛細胞が存在する。有毛細胞の感覚毛は長く伸びてゼラチン様のクプラの内部に入る。

**解答**

**1** ①前庭，②蝸牛（①，②は順不同），③骨，④膜，⑤ 2，⑥ 34，⑦前庭，⑧鼓室，⑨中央，⑩広，⑪コルチ，⑫内有毛，⑬外有毛，⑭蓋膜，⑮血管条，⑯内リンパ嚢，⑰髄，⑱鼓室階壁

**2** ⑲球形嚢，⑳卵形嚢，㉑蝸牛管，㉒平衡斑，㉓耳石，㉔前，㉕後，㉖外側，㉗膨大部，㉘稜，㉙クプラ

## 1 聴覚伝導路について空欄を埋めなさい。

- 有毛細胞の興奮を伝える求心性神経はおもに（　①　）細胞に分布しており，遠心性神経は（　②　）細胞に分布する。
- コルチ器にある有毛細胞と神経終末を形成している（　③　）神経節細胞は，蝸牛軸の中にある。
- （　③　）神経節細胞の軸索は集まって内耳道の中で（　④　）神経を形成する。
- （　④　）神経は，脳幹を通り同側の（　④　）神経背側核と腹側核に入る。背側核からのニューロンの軸索は中脳に向かい上行するが，約半数は同側の，残りは反対側の（　⑤　）の構成成分となる。
- 腹側核からはじまるニューロンは橋のレベルで横走する線維群〔（　⑥　）〕を形成し，反対側の（　⑤　）を通って上行するか，（　⑥　）の中に存在する上オリーブ核に終わる。
- 上オリーブ核からはじまるニューロンは同側または反対側の（　⑤　）を構成する。
- （　⑤　）の線維は中脳の（　⑦　）に終わる。
- （　⑦　）から視床の（　⑧　）に入り，その後，聴放線を形成して大脳皮質の（　⑨　）に至る。
- （　⑦　）は音の強さに関与し，（　⑧　）は音の周波数の弁別を統合する。
- 聴覚路は，求心路だけではなく（　②　）細胞へシナプスを形成する遠心路も重要であり，（　②　）細胞に制御的に働く。

**HINT**
▶蝸牛は，蝸牛軸をとり囲むようにしてラセン状に巻いている。

**HINT**
▶上オリーブ核では，両耳間の強度差，時間差の検出を行っている。

## 2 前庭神経の伝導路について空欄を埋めなさい。

- 前庭と半規管の有毛細胞は，（　⑩　）神経とシナプスしており，電気的エネルギーを受け取る。
- （　⑩　）神経は，内耳道を通り，第四脳室底の（　⑩　）神経核まで伸びている。
- （　⑩　）神経核は，（　⑪　）系や脊髄の（　⑫　）系の神経ともシナプスして情報を受け入れ，処理した情報は，脳幹や小脳の運動系の神経から出力され，平衡感覚を保つことができる。

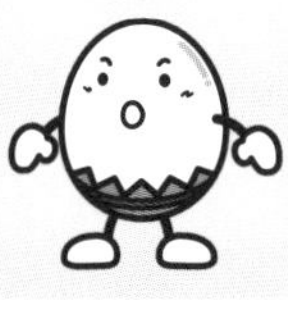

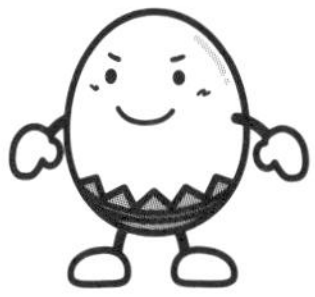

## 読み解くための Keyword

### 聴覚伝導路

有毛細胞の興奮を伝える求心性神経はおもに内有毛細胞，遠心性神経は外有毛細胞に分布する。コルチ器の有毛細胞と神経終末をもつラセン神経節細胞の軸索は，内耳道内で蝸牛神経を形成する。内耳道の中には蝸牛神経のほかに前庭神経や顔面神経などがある。蝸牛神経は，脳幹を通り同側の蝸牛神経背側核と蝸牛神経腹側核に入る。蝸牛神経背側核からのニューロンの軸索は，中脳（下丘）に向かい上行するが約半数は同側の外側毛帯，残りは反対側の外側毛帯の構成成分となる。蝸牛神経腹側核からはじまるニューロンは橋のレベルで横走する線維群（台形体）を形成し，反対側の外側毛帯を通って上行するか，台形体の中に存在する上オリーブ核に終わる。上オリーブ核からはじまるニューロンは同側または反対側の外側毛帯を構成する。外側毛帯の線維は中脳の下丘に終わる。下丘から視床の内側膝状体を通り，内側膝状体から聴放線を形成して大脳皮質の横側頭回（ヘシュル回）に達する。聴覚路は求心路だけではなく，外有毛細胞へシナプスを形成する遠心路も重要であり，外有毛細胞に制御的に働く。

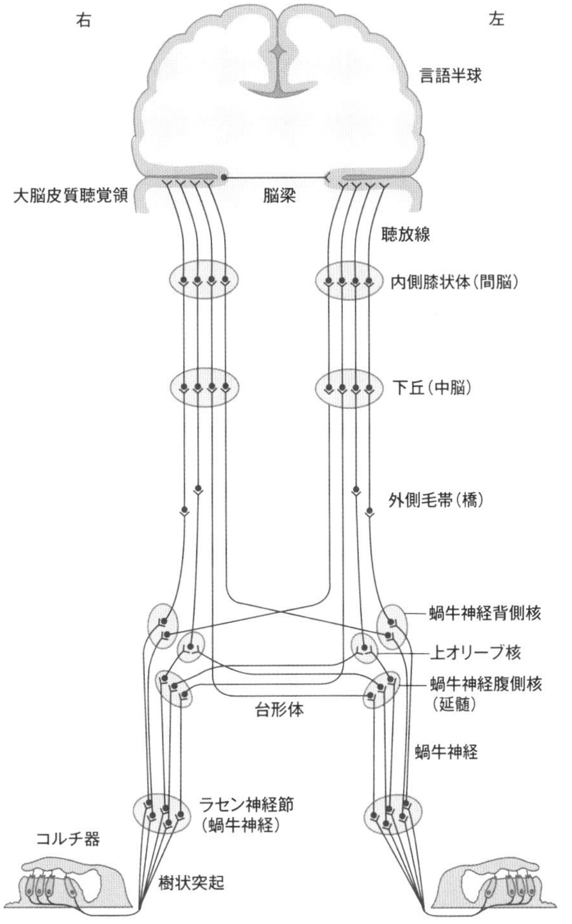


● **聴覚伝導路**

〔日本聴覚医学会（編），原　晃（監），山岨達也，他（編集委員）：聴覚検査の実際．改訂 4 版，南山堂，9，2017〕

### 前庭神経の伝導路

前庭と半規管の有毛細胞は前庭神経の末端とシナプスしている。この軸索を出している神経細胞は前庭神経節に存在する。前庭神経の軸索は内耳道を通り，第四脳室底の前庭神経核まで伸びている。前庭神経核は前庭神経由来の情報だけでなく，視覚系（眼球運動）や脊髄の深部感覚系の神経とシナプスして情報を受け入れる。処理した情報は脳幹や小脳の運動系の神経から出力され，これで平衡感覚を保つことができる。

**解答**

1 ①内有毛，②外有毛，③ラセン，④蝸牛，⑤外側毛帯，⑥台形体，⑦下丘，⑧内側膝状体，⑨横側頭回（ヘシュル回）

2 ⑩前庭，⑪視覚，⑫深部感覚

## 1 外耳と中耳の生理について空欄を埋めなさい。

- ヒトの耳介は，（ ① ）効果にほとんど役立っていない。
- 外耳道は，特定の周波数が共鳴し，（ ② ）～（ ③ ）Hzの間に音圧増強作用があり，約（ ④ ）dB増強される。
- 鼓膜とアブミ骨底の面積比は（ ⑤ ）：1で，約（ ⑥ ）dB増強される。
- ツチ骨とキヌタ骨のてこ比は（ ⑦ ）：1で，約（ ⑧ ）dB増強される。
- 中耳は，空気振動を液体振動に効率よく変化させるために必要な（ ⑨ ）整合を行っている。
- 大きな鼓膜穿孔がある場合，同じ位相の音波が（ ⑩ ）窓と（ ⑪ ）窓から内耳に伝えられるため音圧が相殺され，いわゆる（ ⑫ ）を生じるため，約（ ⑬ ）dB聴力が損失する。
- 鼓膜があっても耳小骨の関節が切り離された場合，約（ ⑭ ）dBまで聴力が低下する。

**HINT**
▶中耳は，外耳道に入った音波を効率よく内耳へ伝達する役割を担っている。

## 2 内耳の生理について空欄を埋めなさい。

- アブミ骨の運動によりリンパに波動が生じ，（ ⑮ ）の振動が生じ，この波は（ ⑯ ）波とよばれる。
- （ ⑯ ）波の最大振幅は，周波数によって異なった部位に起こり，（ ⑰ ）音の周波数では基底回転にあり，（ ⑱ ）音の周波数では蝸牛頂へ近づく。これは（ ⑲ ）説といわれる。
- （ ⑳ ）細胞は，基底板の運動に伴い脱分極と過分極を繰り返し，それに応じて伸縮運動を行っている。これにより，音に対する感受性が増し，弁別能が向上する。
- 蝸牛神経の各神経線維には，最も鋭敏に応じる音響周波数が決まっており，神経線維の（ ㉑ ）周波数という。
- 蝸牛ではじまった周波数弁別は，高位ニューロンになるほど応答周波数の範囲が狭まる（ ㉒ ）では最も狭く，特定の周波数にしか応じなくなる。
- 側頭葉の背側面にある横側頭回にはヘシュル回とよばれる部位が存在し，ここには低音から高音に応じる領域が配列しており，（ ㉓ ）局在性が認められる。

**HINT**
▶基底板は，前庭窓に近い蝸牛底では狭く硬く，蝸牛頂では広く柔らかい。

## 3 両耳聴覚作用について空欄を埋めなさい。

- 両耳聴覚作用には，（ ㉔ ）現象，（ ㉕ ）現象，（ ㉖ ）現象がある。
- （ ㉔ ）現象では，両耳に同時に同じ音を聞くと，片耳と比べて（ ㉗ ）や明瞭度が変わる。
- （ ㉕ ）現象では，両耳に与えた音刺激に位相差，時間差がある場合に単一音像ができる。
- （ ㉖ ）現象では，両耳に与えた異なった刺激をそれぞれ分離，弁別できる。

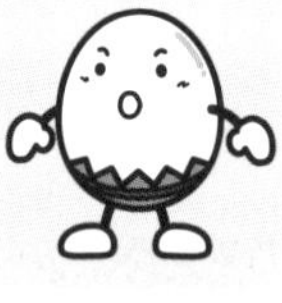

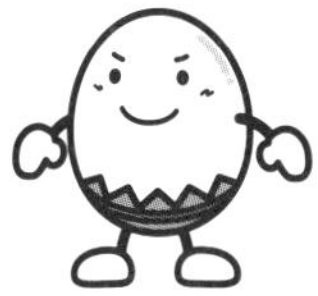

## 読み解くためのKeyword

### 外耳・中耳の生理

耳介は，集音効果があるようにみえるが，3,300 Hz以上の音波が集音されるにすぎない。方向感には役立っている[1]。

外耳道は，2,500 ～ 4,000 Hzの間に共鳴による音圧増強作用（上図）があり，その程度は約 10 dBである[1]。

外耳道に入った音波が直接内耳に達してしまうと空気と内耳液との音響インピーダンスには著しい差があるため，中耳によって空気振動を液体振動に効率よく変化させるために必要なインピーダンス整合を行っている。

・鼓膜とアブミ骨底の面積比　17 : 1，約 25 dB音圧増強。

・ツチ骨とキヌタ骨のてこ比　1.3 : 1，約 2.5 dB音圧増強。

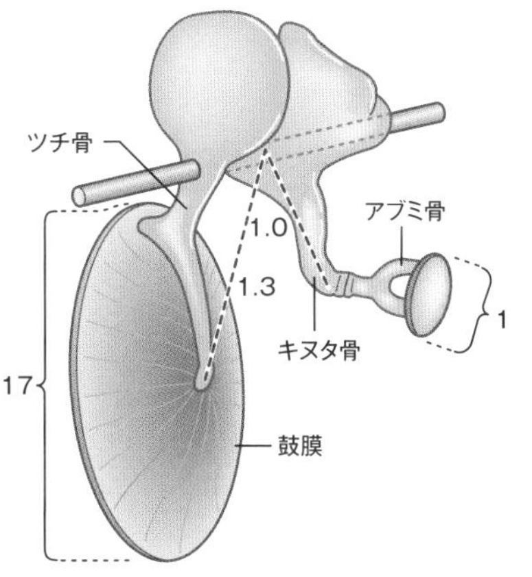


● 中耳の音圧増強作用

### cancel effect《キャンセル エフェクト》

鼓膜穿孔が生じた場合に前庭窓と蝸牛窓から直接音波が内耳に入り，それが互いに相殺し合って聴力損失が約 12 dB生じる[1]。

耳小骨関節が離断された場合は，鼓膜があっても聴力は 60 dBまで低下する[1]。

### 内耳の生理

アブミ骨の運動により蝸牛のリンパに波動が起こり，基底版の振動（進行波）が起こる。進行波の最大振幅が生じる部位は，周波数によって異なった部位に起こり，高音では基底回転，低音では蝸牛頂へ近づく（場所説）。

### active process《アクティブ プロセス》

外有毛細胞は基底板の運動に伴う聴毛の屈曲により脱分極と過分極を繰り返し，伸縮運動を行うことで音に対する感受性の増加，弁別能の向上に役立っている。

蝸牛神経の各神経線維には鋭敏に応じる音響周波数が決まっており，神経線維の特徴周波数という。また，音波の強さが増せば活動する神経線維数は増す。高位ニューロンになると応答する周波数の範囲は狭くなり，内側膝状体では最も狭い。内側膝状体から横側頭回へ情報が送られるが，横側頭回では，低音から高音に応じる領域が配列しており，周波数局在性が認められる。

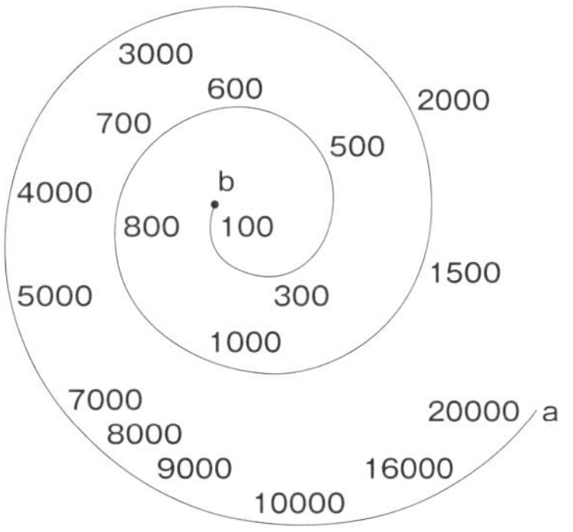


● 蝸牛基底板の最大振幅部位

〔切替一郎（原著），野村恭也（監），加我君孝（編）：新耳鼻咽喉科学．改訂 11 版，南山堂，39，2013〕

### 両耳聴覚作用

両耳に同時に同じ音を聞いた場合，片耳のときと閾値，明瞭度が変わる現象を両耳加重現象という[2]。両耳に与えた音刺激に位相差，時間差がある場合，単一音像ができる現象を両耳融合現象という[2]。両耳に同時に与えられた刺激を分離，弁別できる現象を両耳分離現象という[2]。

**解答**

**1** ①集音，②2,500，③4,000，④10，⑤17，⑥25，⑦1.3，⑧2.5，⑨インピーダンス，⑩前庭，⑪蝸牛（⑩，⑪は順不同），⑫cancel effect（キャンセルエフェクト），⑬12，⑭60

**2** ⑮基底板，⑯進行，⑰高，⑱低，⑲場所，⑳外有毛，㉑特徴，㉒内側膝状体，㉓周波数

**3** ㉔両耳加重，㉕両耳融合，㉖両耳分離，㉗閾値

# 3 聴覚障害の症状――①難聴のタイプ

## 1 障害部位別の難聴のタイプについて空欄を埋めなさい。

- 外耳もしくは中耳が障害されると，（ ① ）難聴を生じる。
- 内耳もしくは聴神経，脳幹，聴皮質が障害されると，（ ② ）難聴を生じる。
- （ ① ）難聴と（ ② ）難聴が重なると（ ③ ）難聴となる。
- （ ② ）難聴は，内耳が障害された場合（ ④ ）性難聴，聴神経，脳幹，聴皮質が障害された場合（ ⑤ ）性難聴となる。
- （ ① ）難聴では，最大でも（ ⑥ ）dBを超えることはなく，（ ⑦ ）の上昇が主であるため，（ ⑧ ）の効果が高い。
- （ ② ）難聴は，（ ⑦ ）の上昇だけでなく弁別能〔（ ⑨ ）〕の低下を生じるので，単に音を大きくすればよいわけではない。
- （ ④ ）性難聴では，大きな音は異常に強く感じ，不快に響いてしまう現象を生じ，これを（ ⑩ ）現象という。
- （ ⑤ ）性難聴のなかでも聴神経の疾患では，病的な疲労現象が生じ，一定の強さの音が次第に小さく聞こえ，これを（ ⑪ ）上昇という。
- （ ⑤ ）性難聴の脳幹の障害では，純音聴力閾値は正常か軽度に障害されるのみだが，（ ⑨ ）が低下する。上オリーブ核の交叉前と交叉後によって症状が異なり，交叉前であれば障害側と（ ⑫ ）側の（ ⑨ ）が低下し，交叉後であれば障害側と（ ⑬ ）側の（ ⑨ ）が低下する。
- （ ⑤ ）性難聴の聴皮質の障害では，純音聴力閾値は正常であるが，障害側が一側の場合，障害側と反対側の（ ⑨ ）が低下する。両側の聴皮質が障害された場合を（ ⑭ ）とよぶ。

## 2 発症時期における難聴のタイプについて空欄を埋めなさい。

- 発症時期では，生まれつきの難聴を（ ⑮ ）性難聴，出生後に生じた難聴を（ ⑯ ）性難聴という。
- （ ⑮ ）性難聴では，大きく遺伝性難聴，胎生期性難聴，周産期性難聴に分けられる。

**HINT**

▶胎生期とは，胎児が子宮内にいる時期であり，胎芽期と胎児期に分けられる。

**HINT**

▶周産期とは，妊娠22週から生後7日までをいう。

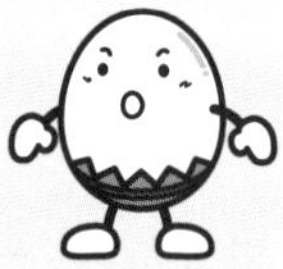

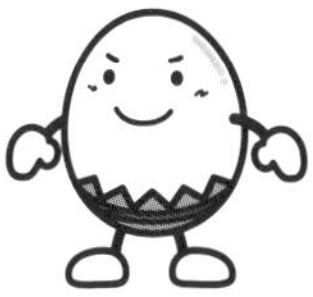

## 読み解くための Keyword

**障害部位における難聴のタイプ**

障害部位における難聴のタイプには，大きく分けて伝音難聴と感音難聴がある。

● **難聴のタイプ別における障害部位と疾患**

| 難聴のタイプ | | 障害部位 | 疾患 |
|---|---|---|---|
| 伝音難聴 | | 外耳<br>中耳 | 外耳道閉鎖症<br>中耳炎　など |
| 感音難聴 | 内耳性難聴 | 内耳 | メニエール病<br>突発性難聴　など |
| | 後迷路性難聴 | 聴神経<br>脳幹<br>聴皮質 | 聴神経腫瘍<br>聴覚失認　など |

※伝音難聴と感音難聴が重複した場合を混合難聴という。

**伝音難聴**

外耳道や鼓膜，耳小骨などの伝音系の障害によって音波が内耳へ十分に伝わらないことによる難聴である。伝音難聴のみであれば障害の程度は最大でも 60 dB を超えることはない[1)]。これは，50 ～ 60 dB を超えると骨伝導を生じ，頭蓋骨を振動させ内耳を刺激するからである。聴覚閾値の上昇が主であり，弁別能（語音明瞭度）の低下は生じにくいため，補聴器の効果が高い。

**感音難聴**

蝸牛，聴神経，脳幹，聴皮質の感音系の障害によって聴覚閾値の上昇だけでなく弁別能（語音明瞭度）の低下を認める。感音難聴は，障害部位によってさらに内耳性難聴と後迷路性難聴に分けられる。内耳性難聴は，内耳（蝸牛）の障害によるもの，後迷路性難聴は，内耳以降である聴神経，脳幹，聴皮質の障害によって生じる難聴である。

内耳性難聴では，有毛細胞の萎縮や変性，血管条の萎縮などにより，わずかな音の変化でも大きく感じてしまう補充現象を生じる[1)]。

後迷路性難聴では，純音聴力閾値に比べて語音明瞭度がはるかに低下し，障害部位が上位であるほど，語音明瞭度が低下する。後迷路性難聴のなかでも聴神経の疾患では，病的な疲労現象が生じ，一定の強さの音が次第に小さく聞こえるようになる。これを一過性閾値上昇という[1)]。脳幹が障害部位である場合，上オリーブ核の交叉前と交叉後で症状が異なり，交叉前であれば障害側と同側の語音明瞭度低下を生じ，交叉後であれば，障害側と反対側の語音明瞭度低下を生じる[2)]。さらに，聴皮質の障害では，障害部位が一側であれば，障害部位と反対側の語音明瞭度が低下するが，両側の場合，重い聴覚認知障害が生じ，聴覚失認とよぶ[2)]。

**発症時期における難聴のタイプ**

先天性難聴とは，生まれつきの難聴のことで，大きく遺伝性難聴，胎生期性難聴，周産期性難聴に分けられる。出生後に生じた難聴を後天性難聴とよぶ。

**解答**

**1** ①伝音，②感音，③混合，④内耳，⑤後迷路，⑥60，⑦聴覚閾値，⑧補聴器，⑨語音明瞭度，⑩補充，⑪一過性閾値，⑫同，⑬反対，⑭聴覚失認

**2** ⑮先天，⑯後天

# 3 聴覚障害の症状 —— ②急性外耳道炎ほか

## 1 急性外耳道炎について空欄を埋めなさい。

- 急性外耳道炎のなかでも軟骨部に生じる限局性の化膿性炎症を（　①　）という。
- （　①　）の起因菌は，おもに（　②　）菌である。
- 症状は，接触したときに生じる（　③　）であり，（　①　）がたまたま外耳道を塞ぐと（　④　）難聴を生じることがある。
- 治療は，原則として（　⑤　）的治療を行うが，痛みが強い場合は切開排膿を行う場合がある。

## 2 外傷性鼓膜損傷について空欄を埋めなさい。

- 原因として，耳掻きやマッチの軸などによる（　⑥　）性損傷と平手打ちや爆風などの気圧の瞬間的な変化などによる（　⑦　）性損傷に分けられる。
- 症状は，外傷性による鼓膜（　⑧　）で，自然閉鎖する場合が多い。
- 自然治癒しない場合，（　⑨　）術を施行する場合もある。

## 3 外耳道閉鎖症について空欄を埋めなさい。

- 先天的なものと後天的なものに分けられ，先天的なものには（　⑩　）や（　⑪　）の奇形を伴うことが多い。
- 外耳道閉鎖症や頬骨や下顎骨の形成不全を伴う症候群として，（　⑫　）症候群がある。
- 後天的なものには，（　⑬　）や（　⑭　）などにより生じたものがある。

**HINT**

▶外耳道閉鎖症を生じると，50～60dB の閾値上昇を生じる。

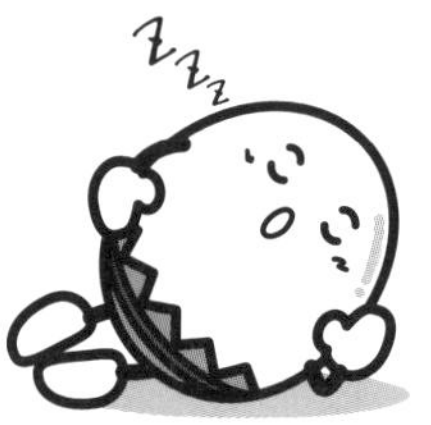
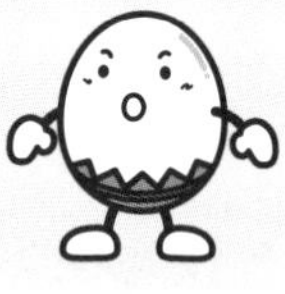

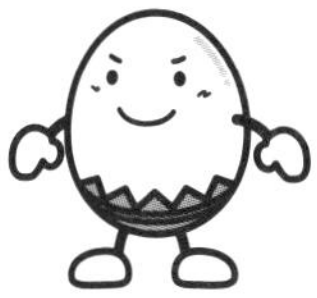

## 読み解くための Keyword

### 急性外耳道炎

外耳道は軟骨部と骨部に分かれており，軟骨部外耳道に生じる限局性の化膿性炎症を耳せつという。骨部外耳道の炎症はそれほど多くはないが，びまん性の化膿性炎症となる。耳せつの起因菌は，黄色ブドウ球菌が最多であり，水泳後や高温多湿の環境で好発する[1]。症状は，接触した際の耳痛で耳介を引っ張ると途端に痛みが強くなる。また，耳せつがたまたま外耳道を塞ぐと伝音難聴や耳閉感をもたらすことがある。耳せつの治療として原則保存的治療を行う。しかし，痛みが強く自潰《じかい》しそうもない耳せつであれば切開排膿を行う[1]。

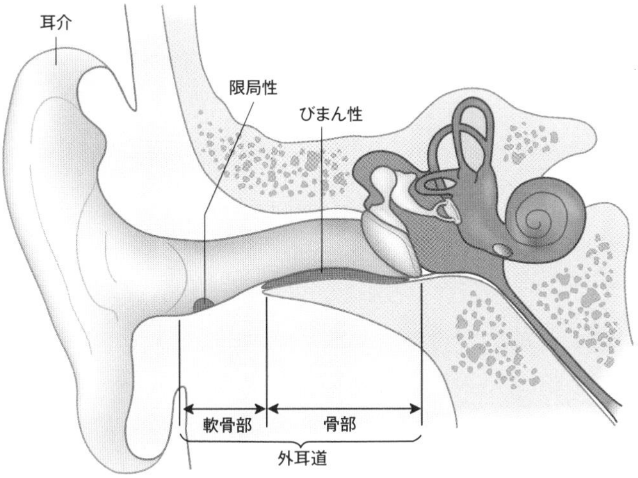


● 急性外耳道炎
〔渡辺建介（監），高橋茂樹（著）：STEP耳鼻咽喉科．第 3 版，海馬書房，51，2013〕

### 外傷性鼓膜損傷

耳掻きによる直達性損傷と平手打ちや爆風などによる介達性損傷がある。鼓膜穿孔を生じるが，ほとんど自然治癒する。もし自然閉鎖しない場合は，鼓室形成術を行う。

### 外耳道閉鎖症

先天的なものと後天的なものに分けられ，先天的なものには耳介や中耳の奇形を伴うことが多く，外耳道閉鎖症や頬骨・下顎骨の形成不全を伴う症候群としてトリーチャー・コリンズ症候群がある。後天的なものには，外傷や火傷などにより生じるものがある。

### トリーチャー・コリンズ症候群

常染色体優性遺伝であり，頬骨と下顎骨の形成不全による特異的な顔貌，耳介，外耳道奇形，伝音難聴などを呈する。

**解答**

1 ①耳せつ，②黄色ブドウ球菌，③耳痛，④伝音，⑤保存
2 ⑥直達，⑦介達，⑧穿孔，⑨鼓室形成
3 ⑩耳介，⑪中耳（⑩，⑪は順不同），⑫トリーチャー・コリンズ，⑬外傷，⑭火傷（⑬，⑭は順不同）

## 1 急性中耳炎について空欄を埋めなさい。

- 急性中耳炎は，ウイルスや細菌が上咽頭から（　①　）を経由して中耳に到達することによって生じる。
- 原因となるのは，ウイルスでは多数の気道ウイルスであり，細菌では（　②　）菌と（　③　）菌が大半を占める。
- 小児に圧倒的に多くみられ，理由として耳管が（　④　）いことが影響する。
- 症状は，感冒症状が先行し，その後（　⑤　）を訴える。また，（　⑥　）感や（　⑦　）難聴を呈する。
- 鼓膜所見は，鼓膜の（　⑧　）や（　⑨　），ときには（　⑩　）を生じ，耳漏を認める。
- 治療は，軽度例に限っては，（　⑪　）薬を投与せず，自然経過を観察することが推奨されている。症状が改善しない場合には，（　⑪　）薬を投与するが，感受性を考慮しなければならない。

## 2 滲出性中耳炎について空欄を埋めなさい。

- （　⑫　）の機能不全がおもな原因であると考えられていたが，（　⑫　）の機能不全は直接の原因にはならないことがわかってきた。滲出性中耳炎の発症に影響を及ぼす疾患として（　⑬　）や（　⑭　）がある。
- 年齢分布は二峰性を示し，（　⑮　）と（　⑯　）にピークを認め，（　⑮　）が約 90 %を占める。
- 症状は，滲出液が貯留することで（　⑰　）感を訴え，（　⑱　）難聴を生じる。急性中耳炎のように（　⑲　）は伴わない。耳鏡検査で鼓膜の（　⑳　）を認める。
- 治療としては，（　㉑　）法や（　㉒　），（　㉓　）留置などがある。

HINT

▶上咽頭とは，鼻腔の奥にあり，中耳につながる管がある。

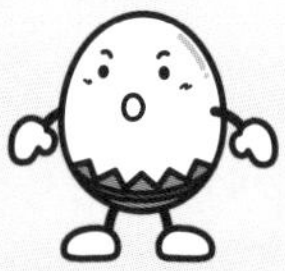

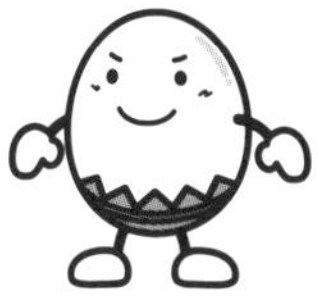

## 読み解くための Keyword

**急性中耳炎の原因**

耳管を通じて起こることが最も多く，感冒もしくは上気道炎に引き続いて生じ，特に耳管が短い小児に好発する。また，外耳道より鼓膜の穿孔を通じて起こる場合もあり，入浴や海水浴に際して起こる。ウイルスや細菌が上咽頭から耳管経由で中耳に到達する。ウイルスでは多数の気道ウイルスが原因となり，細菌のおもなものとして肺炎球菌やインフルエンザ菌があり，黄色ブドウ球菌なども起因菌としてあげられる。中耳に侵入した細菌は炎症を起こして粘膜肥厚と膿汁の分泌をきたす。

**急性中耳炎の症状**

まず，耳閉塞感や圧迫感，発熱が現れ，ついで耳痛を生じ，鼓膜所見は，発赤や膨隆である。中耳腔に貯留した膿性分泌物が鼓膜を圧迫し，圧迫に耐えかねると鼓膜穿孔を生じ，耳漏を生じることがある。伝音難聴も引き起こす。小児の一部は症状を反復し，特に 2 歳未満や集団保育が中耳炎反復の危険因子となる [1]。

**急性中耳炎の治療**

軽度例では，すぐに抗菌薬を投与せずに自然経過を観察することが望ましい。抗菌薬を投与する場合は感受性を考慮しなければならない。抗菌薬の効果がみられない場合には耐性菌の感染を考慮し，鼓膜切開を施行する。そのうえで耳漏の感受性を調べ適切な抗菌薬を決定する。

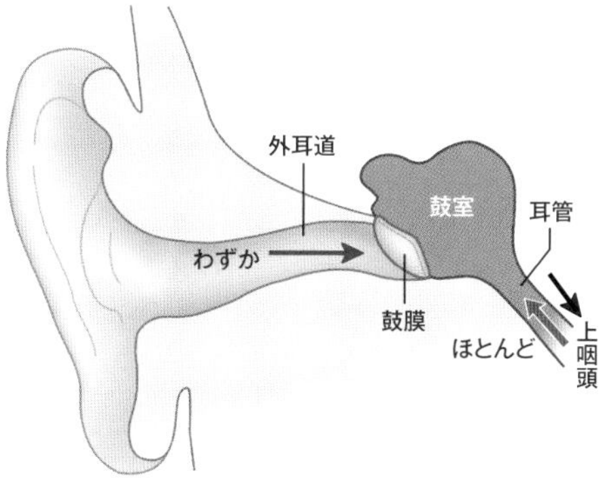


● **中耳炎の感染経路**
〔渡辺建介（監），高橋茂樹（著）：STEP 耳鼻咽喉科．第 3 版，海馬書房，53，2013〕

**滲出性中耳炎の原因**

耳管の機能不全がおもな原因とされてきたが，直接の原因にはならないことがわかってきた。肺炎球菌やインフルエンザ菌がしばしば検出されるが，細菌が常に検出されるわけではない。小児の約 80 % に副鼻腔炎の合併がみられ [2]，急性中耳炎の既往歴も高率に認められる。高齢者では，耳管機能低下が滲出性中耳炎の一因となる。また，上咽頭腫瘍が耳管周囲に浸潤すると中耳に貯留液も生じる。そのほか，アデノイド増殖症，口蓋裂，ダウン症候群も原因となりうる。

**滲出性中耳炎の症状**

中耳腔に滲出液が貯留するので耳閉塞感を訴え，伝音難聴をきたす。急性中耳炎と異なり耳痛を訴えない。耳鏡検査では，鼓膜内陥を認める。ティンパノグラムでは，B 型または C 型を示す。

**滲出性中耳炎の治療**

原因となっている鼻咽腔疾患を治療するとともに，耳管通気法，鼓膜切開，鼓膜換気チューブ留置を行う。耳管通気法，鼓膜切開，鼓膜換気チューブ留置によって滲出物を排除させる。
す。

**解答**

**1** ①耳管，②肺炎球，③インフルエンザ（②，③は順不同），④短，⑤耳痛，⑥耳閉塞，⑦伝音，⑧発赤，⑨膨隆（⑧，⑨は順不同），⑩鼓膜穿孔，⑪抗菌

**2** ⑫耳管，⑬副鼻腔炎，⑭急性中耳炎（⑬，⑭は順不同），⑮幼小児，⑯高齢者，⑰耳閉塞感，⑱伝音，⑲耳痛，⑳内陥，㉑耳管通気，㉒鼓膜切開，㉓鼓膜換気チューブ

# 3 聴覚障害の症状 ―― ④慢性中耳炎ほか

## 1 慢性中耳炎について空欄を埋めなさい。

- 原因は，（ ① ）中耳炎が反復したもので，慢性炎症が存在する。慢性化の原因は，起因菌の（ ② ），（ ③ ）の存在，（ ④ ）などがある。また，幼小児期の中耳炎によって（ ⑤ ）が発育不全を生じることも影響する。
- 症状は，（ ⑥ ），（ ⑦ ），（ ⑧ ）である。
- 治療は，保存的治療として鼓室洗浄や抗菌薬投与，難聴が高度の場合は（ ⑨ ）術の適応となる。

## 2 真珠腫性中耳炎について空欄を埋めなさい。

- 真珠腫性中耳炎は，（ ⑩ ）性と（ ⑪ ）性に分けられる。
- なんらかの理由で鼓膜由来の扁平上皮細胞が（ ⑫ ）に侵入することで生じる。
- （ ⑬ ）が破壊され，悪臭を伴う（ ⑭ ）を認める。初期は（ ⑮ ）難聴であるが，進行すると（ ⑯ ）難聴を生じることもある。
- 治療は，保存的治療と手術的治療に分けられ，手術的治療として（ ⑰ ）術を行うが，温存が困難な場合には（ ⑱ ）術が行われる。

## 3 耳硬化症について空欄を埋めなさい。

- 進行性の疾患であり，性別では（ ⑲ ）に多い。
- 好発部位は（ ⑳ ）であり，硬直をきたし，伝音難聴を生じる。
- 変性疾患であり，（ ㉑ ）性に難聴，耳鳴を生じる。
- （ ㉒ ）錯聴，（ ㉓ ）の陥没，（ ㉔ ）徴候などの所見を生じる。
- 治療として，有効な薬物療法はなく，（ ㉕ ）手術を行う。

**HINT**

▶耳硬化症は，原因不明であるが，遺伝的要因が関与していると考えられている。

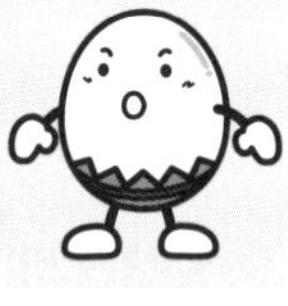

## 読み解くための Keyword

**慢性中耳炎**

急性中耳炎発病から 3 か月以上にわたって症状が続く場合を慢性化したと考える。慢性化の原因としては，起因菌の薬剤耐性，副鼻腔炎の存在，耳管機能不全などがあげられる。また幼小児期の中耳炎によって乳突蜂巣の発育不全を生じる[1]。

症状は，伝音難聴，鼓膜穿孔，耳漏の 3 症状である。

治療は，難聴が高度の場合は鼓室形成術を施行する。耳管機能が不良のケースや活動性の感染をコントロールできないケースは術後再発しやすいため，保存的治療を優先する。

**真珠腫性中耳炎**

原因は，先天性と後天性に分けられ，先天性では胎生期に扁平上皮細胞が鼓室に迷入して生じる。後天性では，耳管機能不全による鼓膜内陥や鼓膜穿孔が原因と考えられている。

症状は，耳小骨の破壊による伝音難聴，悪臭を伴う耳漏を生じる。また，進行すると感音難聴を生じることもある。治療として，聴力の保存ないし改善をめざした鼓室形成術を行う。病巣の位置の広がりが大きい場合は中耳根治術を行う。

**耳硬化症**

原因不明であり，白人に多く，女性に多い。遺伝や内分泌に関連があるといわれている[2]。骨迷路に骨新生と骨吸収が起こる海綿様変化が主体であり，好発部位は前庭窓前部であり，アブミ骨底の硬直をきたすので伝音難聴が起こる。蝸牛骨軸に病変が及ぶと感音難聴も加わってくる。

症状は，難聴，耳鳴が両側性に生じるが，一側性の場合もある。また，周囲が騒々しいとかえってよく聞こえるというウィリス錯聴，鼓膜所見は正常であるにもかかわらず鼓膜の発赤を認めるシュワルツェ徴候，2,000 Hz 付近の骨導聴力が低下するカーハルトの陥没などがある。治療として，有効な薬物療法はなく，アブミ骨手術を行う。

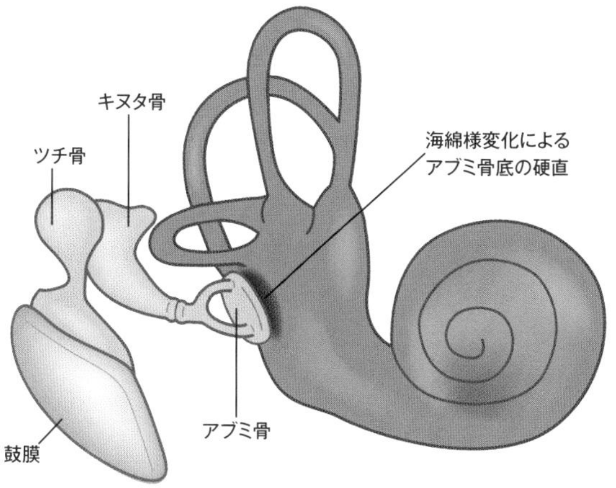


● 耳硬化症

**解答**

1. ①急性，②薬剤耐性，③副鼻腔炎，④耳管機能不全，⑤乳突蜂巣，⑥伝音難聴，⑦鼓膜穿孔，⑧耳漏（⑥～⑧は順不同），⑨鼓室形成
2. ⑩先天，⑪後天（⑩，⑪は順不同），⑫鼓室，⑬耳小骨，⑭耳漏，⑮伝音，⑯感音，⑰鼓室形成，⑱中耳根治
3. ⑲女性，⑳前庭窓前部，㉑両側，㉒ウィリス，㉓カーハルト，㉔シュワルツェ，㉕アブミ骨

# 3 聴覚障害の症状 ―― ⑤メニエール病ほか

## 1 メニエール病について空欄を埋めなさい。

- 病理所見の特徴は，（　①　）であり，内リンパ液の過剰生産によるものか吸収障害によるものかを明確にするのは困難である。
- 症状は，激しい（　②　）発作を反復し，（　③　）や（　④　）難聴も伴う。また，（　④　）難聴では発作時特に（　⑤　）音が聴こえにくくなる。さらに，（　⑥　）現象を生じる。
- なお，（　⑦　）の内服あるいは静注により聴力が一過性に改善することがある。
- 治療は，（　⑧　）的治療が望ましく，発作時には暗い静かな部屋で休ませ，発作が軽快してからは（　⑨　）を避け，規則正しい生活を心がけるように指導する。

HINT
▶内リンパ液は，中央階を流れており，血管条で産生，内リンパ嚢で吸収される。

## 2 突発性難聴について空欄を埋めなさい。

- 原因不明の内耳障害によって生じた感音難聴であり，障害側は（　⑩　）性が多い。
- 症状は，（　⑪　），（　⑫　）で一部（　⑬　）を合併することもある。また，（　⑭　）現象も生じる。
- 治療は，早期に治療を行うことが重要であり，聴力が（　⑮　）か月以内に回復しない場合，回復困難であることが多い。薬物療法としては，（　⑯　）薬や循環改善薬などの投与が行われる。

HINT
▶メニエール病と突発性難聴は症状が似ているため鑑別が必要である。

## 3 外リンパ瘻について空欄を埋めなさい。

- （　⑰　）窓または（　⑱　）窓などが破綻して瘻孔を生じ，外リンパ液が漏れる疾患である。髄液圧や中耳圧が上昇することで生じる。
- 症状は，（　⑲　）難聴，（　⑳　），（　㉑　）などの症状を引き起こし，これらが単独で生じることもある。
- 治療として，（　㉒　）を高くした状態で安静を保ち，症状が改善しない場合，（　㉓　）術を行う。

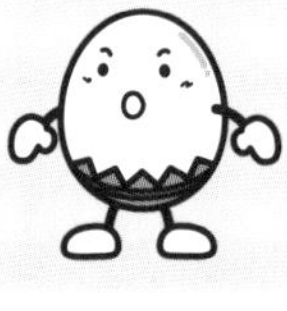

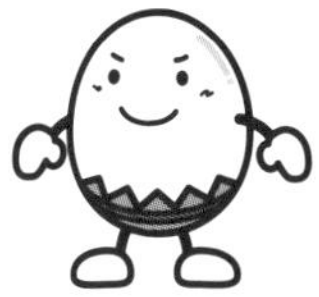

## 読み解くための Keyword

**メニエール病（内リンパ水腫）**

内リンパ液は閉鎖環境にある膜迷路を流れており，血管条で産生され，内リンパ嚢で吸収される。メニエール病は，内リンパ液の過剰生産もしくは吸収障害により内リンパ水腫を生じる。この状態が続くとコルチ器の有毛細胞が圧迫され，耳鳴や感音難聴を生じる。また，内リンパ水腫により生じた膜迷路ヘルニアが半規管膨大部を圧迫することでめまい発作を引き起こすと考えられている。

症状として，ある日激しいめまい発作が反復し，ほぼ同時もしくはめまい発作に先行して耳鳴，感音難聴，耳閉塞感などの聴覚症状も出現する。発作時の難聴は特に低音域の聴こえが悪くなる。補充現象も生じる。なお，グリセロール内服あるいは静注により聴力が一過性に改善することがある（グリセロールテスト）[1]。

治療として，大部分は保存的治療を行う。めまい発作時にはまず暗い静かな部屋で休ませる。発作が軽快したらストレスを避け，規則正しい生活を心がけるように指導する。

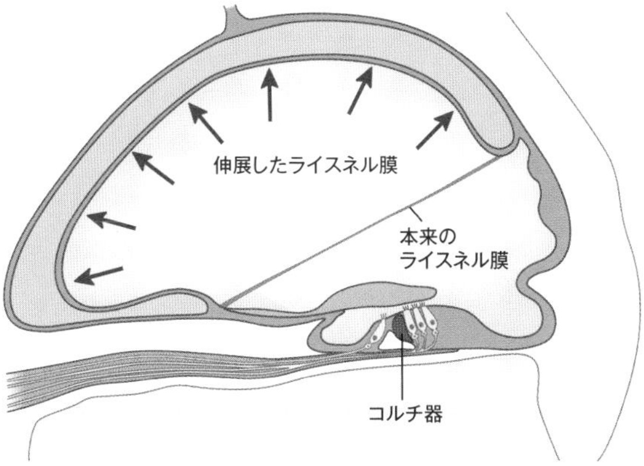


● メニエール病の病態

**突発性難聴**

原因不明であるが，内耳のウイルス感染や血液循環障害が考えられている。

症状は，ある日突然難聴を自覚し，通常一側性である。また，耳鳴，感音難聴，一部めまいも生じる。なお，補充現象も生じる。

治療として，安静をとり，ステロイド薬や循環改善薬などの投与を行う。高圧酸素療法が行われる場合もある。早期に治療を開始することにより聴力の改善を期待できるが，聴力が 1 か月以内に改善しない場合，あるいはめまいを伴った症例では回復困難なことが多い。

**外リンパ瘻**

髄液圧や中耳圧が急激に上昇することにより，前庭窓または蝸牛窓などが破綻して瘻孔を生じ，そこから外リンパ液が漏れ出す疾患である。

症状として突然のめまい，感音難聴，耳鳴などを引き起こし，これらが単独で生じる場合もある。また，短期間に聴力が変動する。

頭部を高く上げた状態で安静を保ち，症状が改善しない場合は試験的鼓室開放術を行う。

**解答**

**1** ①内リンパ水腫，②めまい，③耳鳴，④感音，⑤低，⑥補充，⑦グリセロール，⑧保存，⑨ストレス

**2** ⑩一側，⑪感音難聴，⑫耳鳴（⑪，⑫は順不同），⑬めまい，⑭補充，⑮ 1，⑯ステロイド

**3** ⑰前庭，⑱蝸牛（⑰，⑱は順不同），⑲感音，⑳耳鳴，㉑めまい（⑳，㉑は順不同），㉒頭部，㉓試験的鼓室開放

# 3 聴覚障害の症状 ―― ⑥老人性難聴ほか

## 1 老人性難聴について空欄を埋めなさい。

- 加齢によって生じる難聴で，（ ① ）上皮や（ ② ）細胞の萎縮変性や減少を認める。
- （ ③ ）難聴や（ ④ ）が症状で，障害側は（ ⑤ ）性である。聴力型は，（ ⑥ ）型を示す。
- 有効な治療法はなく，（ ⑦ ）が使用されるが，語音明瞭度が低下しているためそれほど効果はない。

**HINT**

▶老人性難聴では，蝸牛の基底回転側より障害される。

## 2 音響外傷および騒音性難聴について空欄を埋めなさい。

- 音響外傷は，強大音に曝露されたときに生じ，（ ⑧ ）や（ ⑨ ）などに出かけた際に発症する。また，射撃音や爆発音などでも発症する。
- 騒音性難聴では，（ ⑩ ）dB以上の騒音に頻回曝露されたときに生じる。
- 症状は，（ ⑪ ）難聴を生じ，聴力型は，（ ⑫ ）型を示す。
- 有効な治療法はないため，（ ⑬ ）などで予防するしかない。

## 3 耳毒性薬剤による難聴について空欄を埋めなさい。

- 抗菌薬では，（ ⑭ ）系抗菌薬である（ ⑮ ），（ ⑯ ）などの薬剤によって生じる。また，一家系に（ ⑮ ）難聴が多発することがあり，（ ⑰ ）変異により難聴を生じやすい。
- 利尿薬では，（ ⑱ ）や（ ⑲ ）などの投与により難聴を認めることがある。
- 鎮痛薬では，（ ⑳ ）の大量服用によって両側性感音難聴，耳鳴を認めることがある。
- 抗がん薬では，扁平上皮がんに使われる（ ㉑ ）は使用量が多くなると両側性感音難聴，腎障害を引き起こす。
- 薬物による難聴は，（ ㉒ ）難聴を呈し，（ ㉓ ）音域から障害される。

**HINT**

▶薬剤性難聴では，服用を止めると症状が改善する可逆性のものと，症状が回復しない不可逆性のものがある。

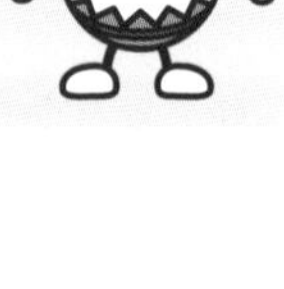

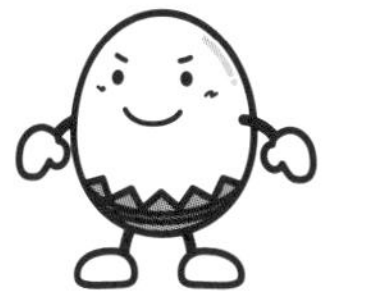

## 読み解くための Keyword

**老人性難聴**

加齢に伴って生じる難聴であり，コルチ器上皮やラセン神経節細胞の萎縮変性や減少を認める。また，血管条の萎縮を認める。症状は，聴覚障害として両側性の感音難聴や耳鳴を呈し，聴力型は，高音漸傾型である。聴力低下の程度に比して語音の弁別能が著しく低下する。有効な治療法はなく，補聴器が使用されるが，著しい効果は認めない。

**音響外傷および騒音性難聴**

音響外傷の多くは，ロックコンサートやクラブなどに出かけた際に発症しやすい。また射撃音や爆発音によっても発症する。音響外傷は，強大音により一瞬で蝸牛内の解剖学的構造が損傷された場合をいう。一方，騒音性難聴は，85 dB以上の音を長時間連続的に聞いたり，たとえ不連続でも強い音を繰り返して聞いていると永久的な難聴が生じる。

症状は，感音難聴や耳鳴，耳閉塞感を呈し，聴力型として C5dip型で 4,000 Hzの閾値上昇を示し，多くは両側性難聴である。可逆的な変化と不可逆的な変化があり，可逆的な変化を一過性聴覚閾値上昇，不可逆的な変化を永続的聴覚閾値上昇という[1]。

有効な治療法はなく，耳栓などによる防音具によって予防が必要である。

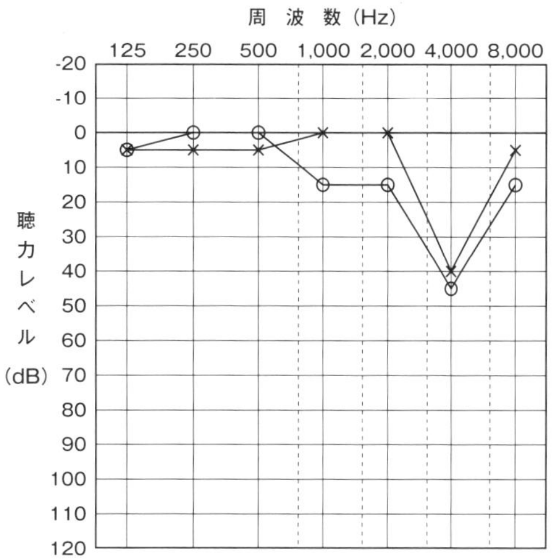


● C5dip型の典型例

**耳毒性薬剤による難聴**

アミノ配糖体系抗菌薬，利尿薬，鎮痛薬，抗がん薬などの薬剤投与により感音難聴や耳鳴を伴う。アミノ配糖体系抗菌薬にはストレプトマイシンやカナマイシンなどがある。また，ストレプトマイシンでは一家系に難聴者が多発することがあり[1]，この家族性ストレプトマイシン難聴は母系遺伝であり，ミトコンドリア DNA1555 の変異を認める。両側性感音難聴で高音急墜型が多い。利尿薬では，フロセミドやエタクリン酸などがあり，両側性感音難聴を引き起こすが，多くの場合は回復する。鎮痛薬では，アスピリンの大量服用により水平型の両側性感音難聴，耳鳴を呈することがある。アスピリン投与を中止すると速やかに回復する。抗悪性腫瘍薬では，扁平上皮がんの治療で使用されるシスプラチンにおいて使用量が多くなると両側性感音難聴，腎障害を引き起こす。

**解答**

1 ①コルチ器，②ラセン神経節，③感音，④耳鳴，⑤両側，⑥高音漸傾，⑦補聴器
2 ⑧ロックコンサート，⑨クラブ（⑧，⑨は順不同），⑩85，⑪感音，⑫C5dip，⑬耳栓
3 ⑭アミノ配糖体，⑮ストレプトマイシン，⑯カナマイシン，⑰ミトコンドリアDNA1555，⑱フロセミド，⑲エタクリン酸（⑱，⑲は順不同），⑳アスピリン，㉑シスプラチン，㉒感音，㉓腎

## 3 聴覚障害の症状 ── ⑦聴神経腫瘍ほか

### 1 聴神経腫瘍について空欄を埋めなさい。

- 内耳神経は，（　①　）神経と（　②　）神経に分かれるが，聴神経腫瘍の大半は（　②　）神経の髄鞘由来のものが多い。
- 障害側として，（　③　）性であり，（　④　）難聴，（　⑤　），（　⑥　）などを呈する。内耳機能は保存されていることが多いが，（　⑦　）反応は異常を認める。
- 聴神経腫瘍のなかでも遺伝性疾患である（　⑧　）は，両側性の聴神経腫瘍を認める。
- 聴神経腫瘍は，（　⑨　）腫瘍であり，全摘出によって治癒し，生命予後は良好である。

**HINT**
▶髄鞘とは，神経細胞の軸索を取り囲んでいる膜構造であり，末梢神経系ではシュワン細胞によって形成される。

### 2 脳幹性難聴について空欄を埋めなさい。

- 原因として腫瘍，出血，脱髄，変性などの疾患があり，障害部位が上オリーブ核の交叉前を（　⑩　）脳幹性難聴，上オリーブ核の交叉後を（　⑪　）脳幹性難聴という。
- 症状は，（　⑫　）難聴を呈し，純音聴力閾値に比して（　⑬　）がやや低下する。（　⑩　）脳幹性難聴であれば，障害側と（　⑭　）側，（　⑪　）脳幹性難聴であれば，障害側と（　⑮　）側の障害を生じる。

**HINT**
▶左右から入力された聴覚情報が上オリーブ核へ入力される。

### 3 聴皮質・聴放線障害による難聴について空欄を埋めなさい。

- 一側障害と両側障害で症状が異なり，一側性聴皮質障害の場合，（　⑯　）側頭葉の障害は，（　⑰　）側頭葉の障害より強く症状が出現する。
- 両側の聴皮質や聴放線が障害された場合，重度の聴覚認知障害を生じ，（　⑱　）という。

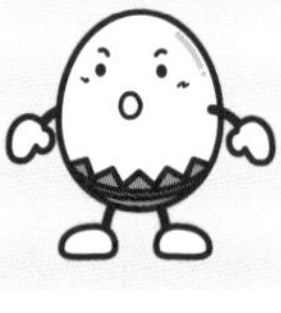

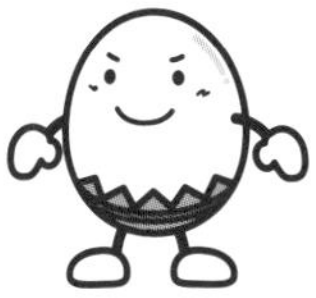

## 読み解くためのKeyword

**聴神経腫瘍**

聴神経腫瘍といわれるが，蝸牛神経由来は少なく前庭神経のシュワン細胞から生じることが多い。本症の一部（約５％）は，シュワン細胞だけでなく，髄鞘の中にある膠原線維や線維芽細胞までも増殖しており神経線維腫とよばれる。神経線維腫は多発することがあり，両側性聴神経腫瘍を認め，神経線維腫症Ⅱ型とよばれる。神経線維腫症Ⅱ型は，遺伝性疾患であり，常染色体優性遺伝性疾患である[1)]。

聴神経腫瘍の症状は，一側性の後迷路性難聴，耳鳴，めまいを呈する。後迷路性難聴であるため内耳機能は良好である。聴性脳幹反応（auditory brain response：ABR）では異常を認める。

聴神経腫瘍は良性腫瘍であるため，腫瘍の全摘出によって治癒し，生命予後は良好である。

**脳幹性難聴**

脳幹の聴覚伝導路は，蝸牛神経，蝸牛神経核，上オリーブ核，外側毛帯，下丘，内側膝状体，聴放線，聴皮質の順で上行していく。上オリーブ核の交叉前を下部脳幹性難聴，交叉後を上部脳幹性難聴と分ける。

症状は，後迷路性難聴で純音聴力閾値に比べて語音明瞭度がやや低下する。下部脳幹性難聴では，障害側と同側耳で語音明瞭度が低下し，聴性脳幹反応はⅠ，Ⅱ波まで正常で，Ⅲ波以降の波が消失するか著しく延長する[1)]。上部脳幹性難聴では，障害側と反対側耳で語音明瞭度が低下し，聴性脳幹反応はⅠ，Ⅱ，Ⅲ波まで正常で，Ⅳ波以降の波が消失するか著しく延長する[1)]。

**聴皮質・聴放線障害による難聴**

一側障害と両側障害で症状が著しく異なる。一側性聴皮質障害では，優位半球と劣位半球の影響により，左側頭葉の障害のほうが右側頭葉の障害よりも症状が強く出現する。両側の聴皮質や聴放線が障害されると，重度聴覚認知障害を呈する。この状態を聴覚失認という[1)]。

両側障害は，１回の脳血管障害で生じることはまれであり，時期の異なる２回の脳出血や脳梗塞で生じる。小児のヘルペス脳炎では，両側の側頭葉損傷が生じる。



**解答**

**1** ①蝸牛，②前庭，③一側，④後迷路性，⑤耳鳴，⑥めまい（⑤，⑥は順不同），⑦聴性脳幹，⑧神経線維腫症Ⅱ型，⑨良性
**2** ⑩下部，⑪上部，⑫後迷路性，⑬語音明瞭度，⑭同，⑮反対
**3** ⑯左，⑰右，⑱聴覚失認

## 1 遺伝性難聴について空欄を埋めなさい。

- 先天性難聴の原因はさまざまであるが，約（ ① ）％は遺伝性難聴である。遺伝性難聴は，難聴以外の症状を伴う（ ② ）性難聴と難聴以外に症状がない（ ③ ）性難聴に分けられ，（ ③ ）性難聴が約 70％を占める。
- 遺伝形式について，（ ④ ）遺伝が 20～30％，（ ⑤ ）遺伝が 60～70％，X連鎖性遺伝あるいはミトコンドリア遺伝がごく一部を占める。
- 日本人で高頻度である原因遺伝子は，（ ⑥ ）遺伝子変異であり，約（ ⑦ ）％で検出される。
- （ ⑧ ）遺伝子変異による難聴では，前庭水管拡大を伴う（ ③ ）性難聴と甲状腺腫を伴う（ ⑨ ）症候群の原因であることが報告されている。
- （ ⑩ ）遺伝子変異による難聴は，（ ⑤ ）遺伝をとる（ ③ ）性難聴と網膜色素変性症を伴う（ ⑪ ）症候群の原因遺伝子である。

## 2 遺伝子診断について空欄を埋めなさい。

- （ ⑫ ）年から保険診療として臨床現場で実施できるようになった。
- 遺伝子診断を行うことで，難聴の（ ⑬ ）の予測，（ ⑭ ）の推測，（ ⑮ ）の選択などに役立つ。
- （ ⑭ ）の推測に関して，（ ⑯ ）遺伝子変異により糖尿病が合併する。
- 難聴疾患の発症や発症リスクの医学的影響について説明し，適応していくことを助けるプロセスを（ ⑰ ）という。

**HINT**

▶遺伝子解析研究が進み，従来原因不明であった難聴もそのメカニズムが明らかになってきた。

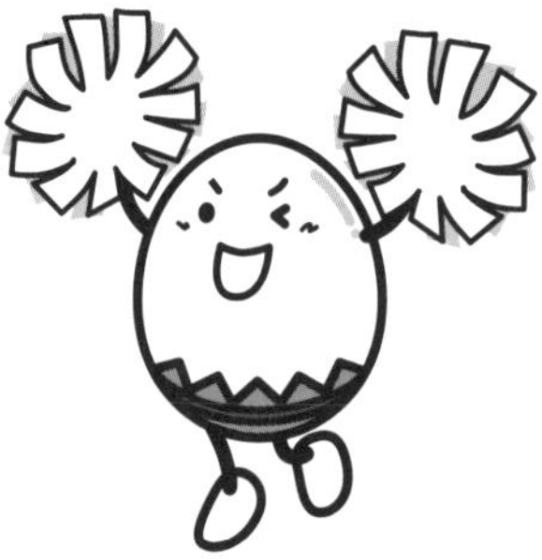

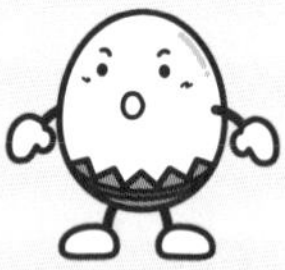

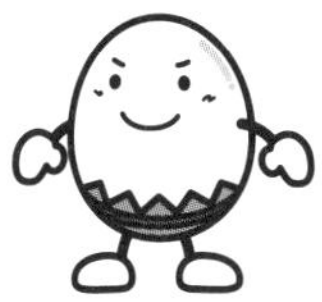

## 読み解くための Keyword

**遺伝性難聴**

先天性難聴の約 50%は遺伝性難聴であるという報告が多数ある。また，難聴以外の症状を伴う症候性難聴と難聴以外に症状がない非症候性難聴に分けられ，非症候性難聴が約 70%である。さらに，遺伝形式によって常染色体優性遺伝（20 ～ 30%），常染色体劣性遺伝（60 ～ 70%），X 連鎖性遺伝あるいはミトコンドリア遺伝（ごく一部）に分けられる[1]。

特に非症候性の劣性遺伝で生じる難聴について述べる。

● **遺伝形式における難聴**

| | 症候性 | 非症候性 |
|---|---|---|
| 常染色体優性遺伝 | トリーチャー・コリンズ症候群<br>ファン・デル・ヘーベ症候群<br>ワールデンブルグ症候群<br>鰓耳腎（branchio-oto-renal：BOR）症候群 | KCNQ4 遺伝子変異<br>WFS1 遺伝子変異 |
| 常染色体劣性遺伝 | ペンドレッド症候群<br>アッシャー症候群<br>ピエール・ロバン症候群 | GJB2 遺伝子変異<br>SLC26A4 遺伝子変異<br>CDH23 遺伝子変異 |
| ミトコンドリア遺伝 | ミトコンドリア DNA3243 変異 | ミトコンドリア DNA1555 変異 |

**GJB2遺伝子変異による難聴**

先天性感音難聴のなかで最も高頻度（日本人では約 25%）で検出される原因遺伝子であり[2]，難聴の程度は軽度から重度までさまざまである。非進行性であり，聴力型は，水平型あるいは高音漸傾型である。

**SLC26A4遺伝子変異による難聴**

前庭水管拡大を伴う非症候性難聴や，難聴に甲状腺腫を伴うペンドレッド症候群の原因であることが報告されている[2]。難聴は，中等度から重度の高音障害型感音難聴を認め，進行性，変動性の経過を呈する。

**CDH23遺伝子変異による難聴**

常染色体劣性遺伝で，非症候性難聴，網膜色素変性症を伴うアッシャー症候群の原因遺伝子である。先天性あるいは遅発性の進行性難聴を呈することが報告されており，なかには 50 代発症のケースもある。高音漸傾型難聴が多い。

**遺伝子診断**

難聴の原因遺伝子である GJB2 遺伝子変異が 1997 年に発見されて以来，難聴の遺伝子研究が積極的に進められ，2012 年 4 月からは保険診療として臨床現場で実施できるようになった[3]。遺伝子診断を行うことによって，難聴の進行性の予測，合併症の推測，治療の選択などに役立つ。また，難聴児の両親が，つぎに妊娠する子に難聴が生じる確率を知りたい場合に遺伝子情報を知ることで遺伝カウンセリングをより的確に行うことができる。

**解答**

**1** ① 50，②症候，③非症候，④常染色体優性，⑤常染色体劣性，⑥ GJB2，⑦ 25，⑧ SLC26A4，⑨ペンドレッド，⑩ CDH23，⑪アッシャー

**2** ⑫ 2012，⑬進行性，⑭合併症，⑮治療，⑯ミトコンドリア DNA3243，⑰遺伝カウンセリング

# 3 聴覚障害の症状 —— ⑨胎生期性難聴ほか

## 1 胎生期性難聴について空欄を埋めなさい。

- (　①　) 感染や (　①　) に投与された薬剤などにより生じる難聴をいう。
- 先天性風疹症候群は，妊娠中の風疹ウイルス感染により (　②　) 難聴，(　③　)，(　④　) などをきたす。特に，妊娠 (　⑤　) か月以内にウイルス感染を生じた場合，蝸牛の奇形を引き起こす。
- サイトメガロウイルスの胎生期の感染で，大部分が進行性である。重度の (　②　) 難聴と (　⑥　) 障害を引き起こす。
- そのほか，胎内感染にて難聴を引き起こす疾患として，(　⑦　)，(　⑧　)，(　⑨　) がある。

## 2 周産期性難聴について空欄を埋めなさい。

- 新生児医療の進歩で，(　⑩　) 児が増加し，重複障害児も増えた。
- 分娩時の障害が小児の難聴を引き起こすことは少なくなく，その原因として出生体重 (　⑪　) g以下，出生時 (　⑫　)，新生児重症 (　⑬　)，などがある。
- 難聴を伴う頻度の高い問題因子を (　⑭　) 因子とよび，難聴の危険性をもって生まれてきた新生児を難聴 (　⑭　) 児とよぶ。

**HINT**

▶サイトメガロウイルスに対する予防ワクチンは今のところ存在しない。

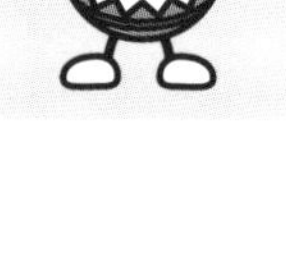

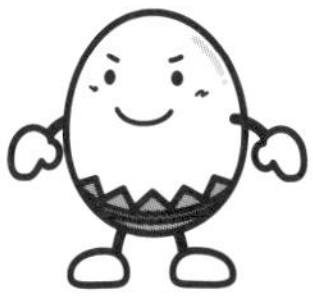

## 読み解くためのKeyword

**胎生期性難聴**

胎生期とは，胎児が子宮内にいる時期で，胎芽期と胎児期に分けられる。胎芽期は胎生 3 週から 8 週まで，胎児期は胎生 9 週から出生までのことで，胎芽期は器官形成期ともよばれ，さまざまな器官の原器がつくられる時期である。

母体感染や母体に投与された薬剤などにより生じる難聴を胎生期難聴とよび，器官形成が完了していない妊娠 3 か月以内にウイルス罹患した場合に生じやすい。先天性風疹症候群，先天性サイトメガロウイルス感染症のほかに，先天性トキソプラズマ感染症，先天性単純ヘルペス感染症，梅毒などがある。

**先天性風疹症候群**

妊娠中の風疹ウイルス感染により感音難聴，白内障，心奇形などをきたす。風疹の流行周期は 10 年周期といわれ，最近では，2012 ～ 2014 年に流行し [1]，いわゆる風疹難聴児が多数出生した。妊娠早期の感染ほど，発生の危険性は高く，難聴は両側性感音難聴で軽度から重度のものまでさまざまである。平衡障害は少ない。

**先天性サイトメガロウイルス感染症**

胎児感染のなかでも最も頻度が多く，感音難聴，子宮内発育不全，脳室周囲石灰化，脈絡網膜炎を伴う症候性の症例と難聴以外の症状を伴わない非症候性の症例がある。難聴のタイプは軽度から重度までさまざまであり，一側性，両側性のいずれも報告されている [2]。先天性または遅発性で難聴が進行することもあるので，新生児聴覚スクリーニングでは異常がみられない症例もあるため注意が必要である。また，平衡障害も引き起こす。

**周産期性難聴**

新生児医療の進歩で低出生体重児が増加し，重複障害児も増えた。周産期とは，胎生 22 週から生後 1 週までをいう。分娩時の障害が小児の難聴を引き起こすことは少なくない。その原因として，出生体重 1,500 g 以下，出生時仮死，新生児重症黄疸などがある [3]。

難聴を伴う頻度が高い問題因子をハイリスク因子とよび，難聴の危険性をもって生まれてきた新生児を難聴ハイリスク児とよぶ。

**解答**

**1** ①母体，②感音，③白内障，④心奇形（③，④は順不同），⑤ 3，⑥平衡，⑦先天性トキソプラズマ感染症，⑧先天性単純ヘルペス感染症，⑨梅毒（⑦～⑨は順不同）

**2** ⑩低出生体重，⑪ 1,500，⑫仮死，⑬黄疸，⑭ハイリスク

## MEMO

第3章

# 聴覚障害の臨床

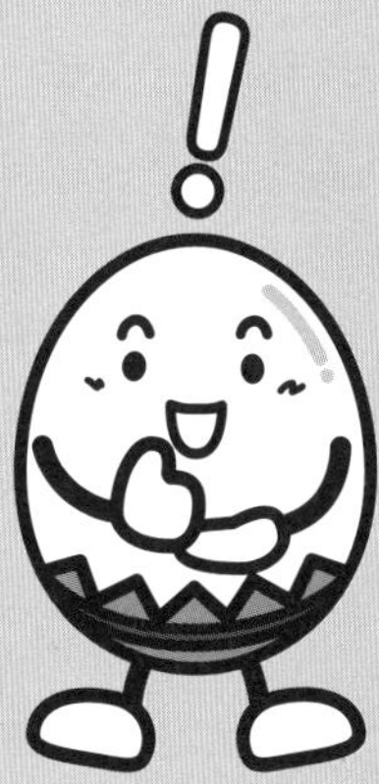

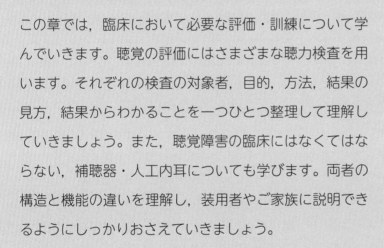

この章では，臨床において必要な評価・訓練について学んでいきます。聴覚の評価にはさまざまな聴力検査を用います。それぞれの検査の対象者，目的，方法，結果の見方，結果からわかることを一つひとつ整理して理解していきましょう。また，聴覚障害の臨床にはなくてはならない，補聴器・人工内耳についても学びます。両者の構造と機能の違いを理解し，装用者やご家族に説明できるようにしっかりおさえていきましょう。

# 1 聴覚障害の評価 ── ①純音聴力検査

## ❶純音聴力検査について空欄を埋めなさい。

- 純音聴力検査は（　①　）検査と（　②　）検査に分けられ，結果は（　③　）に記載する。
- 純音聴力検査で求めるものは（　④　）である。
- 使用する呈示音は原則として（　⑤　）音を使用し，呈示法はあきらかに聞こえないレベルから，次第に強さを上げていく（　⑥　）法で行う。
- 検査は一側ごとに行う。自覚的に聞こえに差がある場合は，（　⑦　）耳から検査をはじめる。
- 気導聴力検査ではヘッドホン状の気導受話器を装着し，原則として（　⑧　）Hzから検査を開始し，順に高周波数を測定後，再度（　⑧　）Hzを測定した後に，順に低周波数を測定する。
- 骨導聴力検査では骨導端子を使用し，耳介後方の（　⑨　）に装着する。
- 骨導聴力検査は気導聴力検査の検査周波数のうち，（　⑩　）Hz・（　⑪　）Hzは原則測定しない。
- 検耳からの呈示音を非検耳の内耳で聞いてしまうことを（　⑫　）という。これを防ぐために非検耳の気導から雑音を聞かせることを（　⑬　）という。
- 検査結果の記載法は右気導は（　⑭　），左気導は（　⑮　），右骨導は（　⑯　），左骨導は（　⑰　）で表示する。右気導は隣り合った周波数どうしを（　⑱　）で結び，左気導は（　⑲　）で結ぶ。結ぶ際，隣の周波数の結果がスケールアウトである場合は，その隣り合う周波数は線で結ばない。骨導は左右とも線で結ばない。

**HINT**

▶検査はよく聞こえるほうの耳（良聴耳）から開始する。

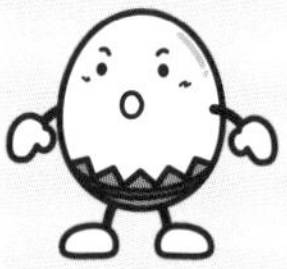

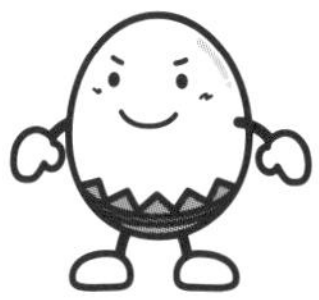

## 読み解くための Keyword

### 純音聴力検査

最小可聴閾値（聞くことのできる最も小さい閾値）を測定する検査である。純音聴力検査を行うことで，難聴の程度や障害部位，原因の推測などの評価に用いることができる。

純音聴力検査は，気導聴力検査と骨導聴力検査に分けられ，気導聴力検査は外耳→中耳→内耳→聴神経→中枢の気導音での聞こえを評価する。骨導聴力検査は内耳→聴神経→中枢の骨導音での聞こえを評価する。

この２つの検査結果から難聴の種類（伝音難聴，感音難聴，混合難聴）の識別の指標ができる[1)]。

検査音は断続音を使用し，被検者への呈示方法はあきらかに聞こえないレベルから次第に強さを上げていく上昇法を用いる。検査音の呈示は気導の場合はヘッドホンを用いて1,000 Hzから開始し，2,000 Hz，4,000 Hz，8,000 Hzの順に行い，もう一度1,000 Hzを確認後，500 Hz，250 Hz，125 Hzの順に行う。骨導の場合は骨導端子を耳介後方の乳突部に装着し，気導と同じ順序ではあるが，125 Hz，8,000 Hzは測定しない。

測定時に，検査音を非検耳で聞いてしまうことを交叉聴取という。それをブロックするために非検耳の気導から雑音を聞かせることをマスキングという。

結果はオージオグラムに記載する。

右気導は○，左気導は×，右骨導は⊏，左骨導は⊐で表示する。

縦軸は聴力レベル（dB），横軸は周波数（Hz）を表す。

右気導は実線，左気導は点線で結び，骨導は線で結ばない。また，スケールアウト（測定不能）であった周波数はその隣り合うものと線で結ばず，斜め下向きの矢印で記載する。

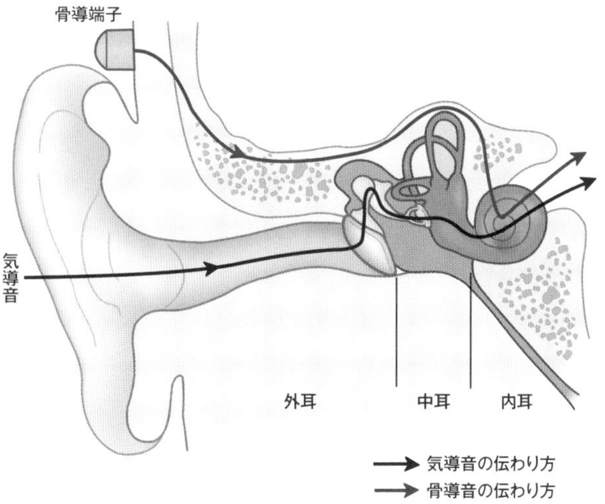


● 気導音・骨導音の経路

〔洲崎春海，他（監），大塚康司，他（編）：SUCCESS耳鼻咽喉科．第2版，金原出版，25，2017〕

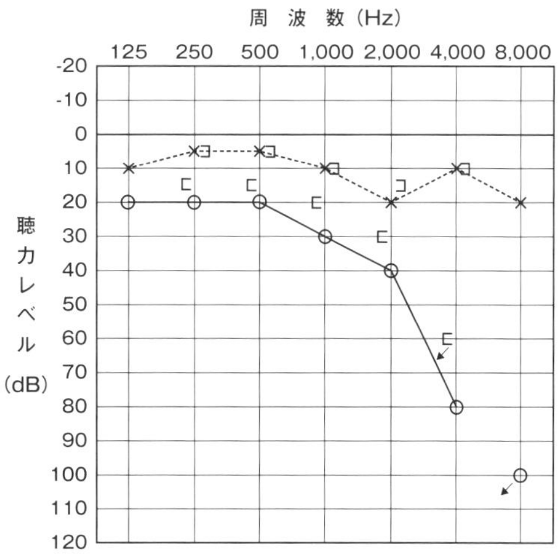


● オージオグラム記載例

**解答**

1 ①気導聴力，②骨導聴力（①，②は順不同），③オージオグラム，④最小可聴閾値，⑤断続，⑥上昇，⑦良聴，⑧1,000，⑨乳突部，⑩125，⑪8,000（⑩，⑪は順不同），⑫交叉聴取，⑬マスキング，⑭○，⑮×，⑯⊏，⑰⊐，⑱実線，⑲点線

# 1 聴覚障害の評価 ―― ②語音聴力検査

## 1 語音弁別検査について空欄を埋めなさい。

- わが国において語音弁別検査で用いる語表は（　①　）リストで，1 リスト 20 音からなる（　②　）語表と 1 リスト 50 音からなる（　③　）語表である。
- （　④　）を求める検査であり，語音能力の指標となる。
- 結果は（　⑤　）に記載し，（　⑥　）で値を結び，結んだ曲線を（　⑦　）という。
- 1 つの語表ごとにレベルを変えて各レベルでの正答率（%）を計算する。最初は語音が十分に聞こえる閾値上（　⑧　）ないし（　⑨　）dBの検査語音からはじめる。

## 2 語音聴取（語音了解）閾値検査について空欄を埋めなさい。

- 語音聴取（語音了解）閾値検査は（　⑩　）リストを用いる。
- 各音圧レベルでの正答率を百分率で示し，50％以上の明瞭度を示す最小の検査音レベルを（　⑪　）という。
- 結果は（　⑤　）に記載し，（　⑫　）で値を結ぶ。第 1 語の呈示音のレベルは閾値上（　⑬　）dBとする。

**HINT**

▶ 57 語表テープ録音，67 語表テープ録音かそれぞれ選択した語音を再編集したものを 57-S 語表，67-S 語表という。

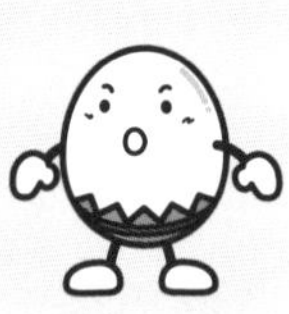

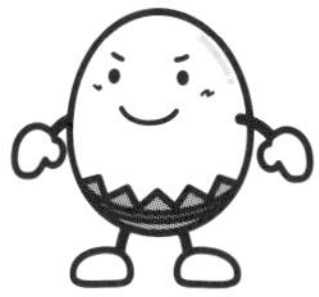

## 読み解くための Keyword

**語音聴力検査**

語音聴力検査には，語音弁別検査，語音聴取（語音了解）閾値検査がある。

**語音弁別検査**

単音節リストを用い，音圧レベルを変化させて，各々の語音弁別スコアを出し，結果は％で表す。

57-S 語表では 1 リスト 50 音，67-S 語表では 1 リスト 20 音構成となっている。

検査開始時の呈示音圧は，語音が十分に聞こえる閾値上 40 ないし 50 dB からはじめ，1 つの語表を用いて検査をしている途中で呈示音圧を変えたり，1 つの語表の一部だけを用いて検査をしたりしてはならない[1]。

正答率が最も高い値を最高語音明瞭度とし，語音弁別能と判定する。

**語音聴取（語音了解）閾値検査**

語音を検査音として用いて「聴覚閾値」を測定する。50％の了解度が得られるレベル（dB）を測定し，それを語音による語音聴取閾値（語音了解閾値）とする[1]。わが国では一桁数字リストを用い第 1 語は閾値上 30 dB から開始する。

**スピーチオージオグラム**

語音弁別検査，語音聴取閾値検査ともにスピーチオージオグラムに結果を記載する。縦軸は語音明瞭度（%），横軸は語音聴力レベル（dB）で表す。右耳は○，左耳は×で記し，語音弁別検査の結果は実線，語音聴取閾値検査の結果は点線で記載する。

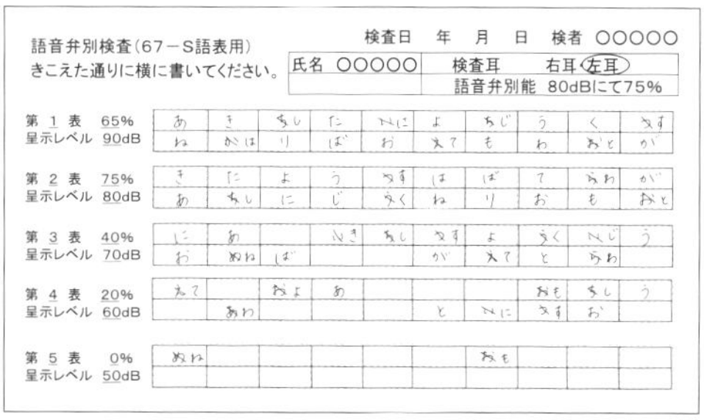


● 語音弁別検査用紙記載例

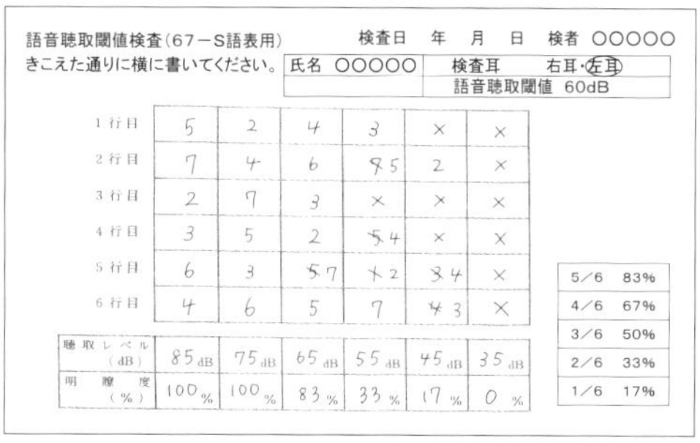


● 語音聴取閾値検査用紙記載例

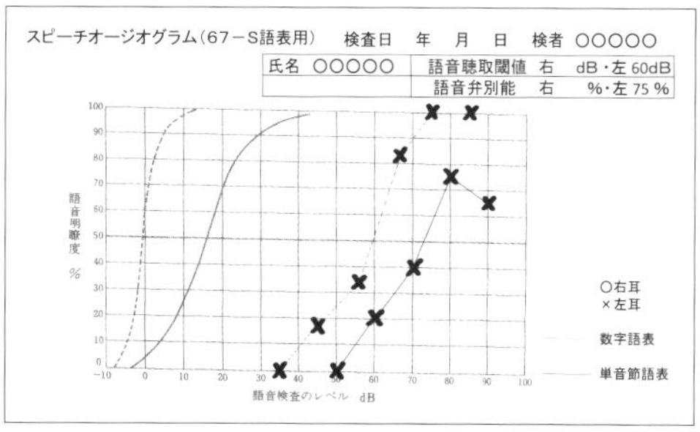


● スピーチオージオグラム記載例

**解答**

**1** ①単音節，②67-S，③57-S，④最高語音明瞭度，⑤スピーチオージオグラム，⑥実線，⑦語音明瞭度曲線，⑧40，⑨50（⑧，⑨は順不同）

**2** ⑩一桁数字，⑪語音聴取閾値，⑫点線，⑬30

# 1 聴覚障害の評価――③ティンパノメトリー

## 1 インピーダンス・オージオメトリーについて空欄を埋めなさい。

- インピーダンス・オージオメトリーは中耳の（　①　）を測定するものであり，この逆の音の伝わりやすさの程度を（　②　）という。
- 原理は（　③　）を密閉し，一定の音を入れ，それが鼓膜で跳ね返ってきた音圧を測定する。
- 鼓膜の動きが悪い場合，インピーダンスは（　④　）くなり，コンプライアンスは（　⑤　）くなる。鼓膜の動きがよい場合，インピーダンスは（　⑥　）くなり，コンプライアンスは（　⑦　）くなる。
- 測定に用いる機械を（　⑧　）という。

## 2 ティンパノメトリーについて空欄を埋めなさい。

- ティンパノメトリーは外耳道内の（　⑨　）を変化させて中耳伝音機構の静的コンプライアンスの変化を測定する。結果は（　⑩　）で表され，縦軸は（　⑪　）を，横軸は（　⑫　）を示す。
- 外耳道腔の圧が±100 daPa以内で最大になるのものを（　⑬　）型，ピークはみられず平坦なものを（　⑭　）型，ピークが−100 daPa以下にみられるものを（　⑮　）型とする。
- （　⑬　）型のうち，耳硬化症，アブミ骨固着などでみられるものを（　⑯　）型，耳小骨連鎖離断，鼓膜の萎縮などでみられるものを（　⑰　）型という。
- 滲出性中耳炎は（　⑭　）型，耳管狭窄症は（　⑮　）型でみられることが多い。

**HINT**
▶静的コンプライアンスが最大になるのは中耳腔の圧と外耳道の圧とが等しい場合である。

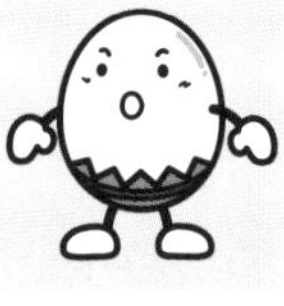

## 読み解くためのKeyword

### インピーダンス・オージオメトリー

音響インピーダンスとは音波の通過を妨げる抵抗のことであり，中耳の伝音機構が外から入力された音を妨害している程度を評価する。この逆の意味を表す，音の伝わりやすさの程度がコンプライアンスである。

インピーダンス・オージオメトリーは中耳の音響インピーダンスを測定するものであり，ティンパノメトリーと音響性耳小骨筋反射の 2 つの検査法が行われている。測定の原理は外耳道を密閉し，一定の音を入れ，それが鼓膜に反射して返ってきた音圧を測定する。鼓膜が緊張して可動性が悪くなると（コンプライアンス：小），鼓膜面で音はよく反射され，インピーダンスは大きくなる。一方，可動性がよくなると（コンプライアンス：大），音は反射されづらく，インピーダンスは小さくなる。

外耳道圧を変えると鼓膜は内陥または膨隆して緊張し，可動性が悪くなり，反射音は強くなる。外耳道と鼓室の圧が一致したときに鼓膜は最もよく動き，反射音は最も弱くなる。また，鼓膜の緊張は音刺激による耳小骨筋の反射性収縮でも変化するので，コンプライアンスの測定で耳小骨筋反射を観察することもできる[1)]。

測定にはインピーダンス・オージオメータを使用する。

### ティンパノメトリー

外耳道に耳栓をした状態で，外耳道内を加圧・減圧するとともにスピーカーから純音を外耳道内に入れ，小型マイクロホンで鼓膜から反射してきた検査音の音圧を測る。

陰圧・陽圧が高い両端では鼓膜の可動性が不良であれば音は伝わりにくく，鼓膜から反射して戻ってくる音圧は大きい。この場合，インピーダンスは大きい。逆に，鼓膜の可動性がよければ音は伝わりやすく，インピーダンスは小さくなる。

結果は横軸に外耳道圧，縦軸にコンプライアンスをとったグラフ（ティンパノグラム）で表す。正常耳では A 型を示すが，中耳病態により B 型，C 型を示す[2)]。

・A 型：外耳道腔の圧が±100 daPa 以内でコンプライアンスが最大となる（正常・感音難聴）

・As 型：A 型でピークが小さい（耳硬化症など）

・Ad 型：A 型でピークが大きい（耳小骨連鎖離断など）

・B 型：最大のコンプライアンスを示すピークがみられず平坦なもの（滲出性中耳炎，癒着性中耳炎など）

・C 型：最大のコンプライアンスが－100 daPa 以下にみられる（滲出性中耳炎，耳管狭窄症など）

・C1 型：ピークが－100 ～－200 daPa

・C2 型：ピークが－200 daPa 以下[3)]

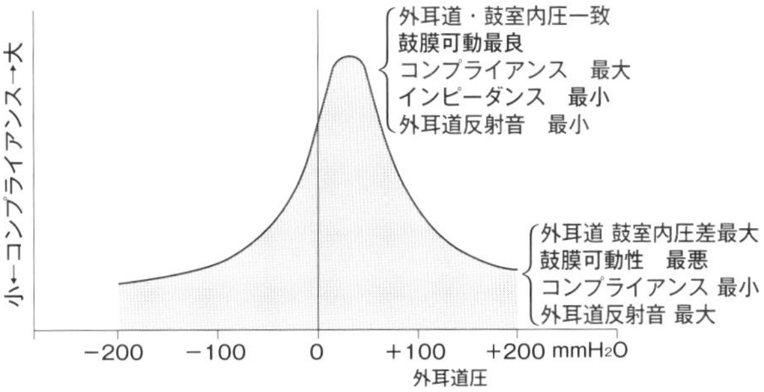


● ティンパノグラム
〔森満　保：イラスト耳鼻咽喉科．第 4 版．文光堂．57．2012〕

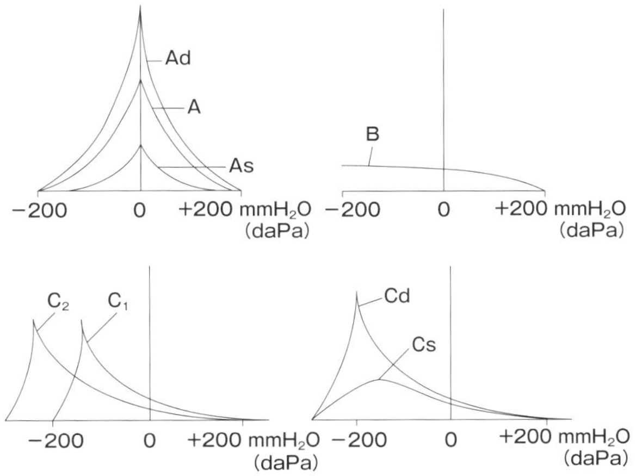


● ティンパノグラムの分類
〔日本聴覚医学会（編），原　晃（監），山岨達也，他（編集委員）：聴覚検査の実際．改訂 4 版．南山堂．97．2017〕

**解答**

1 ①音響インピーダンス，②コンプライアンス，③外耳道，④大き，⑤小さ，⑥小さ，⑦大き，⑧インピーダンス・オージオメータ

2 ⑨空気圧，⑩ティンパノグラム，⑪コンプライアンス，⑫外耳道圧，⑬A，⑭B，⑮C，⑯As，⑰Ad

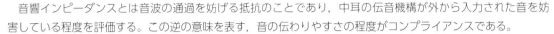

## 1 音響性耳小骨筋反射検査について空欄を埋めなさい。

- 中耳の耳小骨筋には鼓膜張筋とアブミ骨筋が付着している。鼓膜張筋は（ ① ）神経支配であり，アブミ骨筋は（ ② ）神経支配である。市販の装置で測定できるのはおもにアブミ骨筋反射である。
- 音響性耳小骨筋反射検査では音刺激を与えることによって生じる耳小骨筋の収縮をコンプライアンスの変化で記録する。記録法は（ ③ ）刺激反射記録法と（ ④ ）刺激反射記録法の 2 通りがある。
- アブミ骨筋の反射弓は内耳神経・蝸牛神経核から両側の（ ⑤ ）核，そして同側の（ ⑥ ）核・顔面神経である。
- 右聾･右聴神経腫瘍の場合，同側刺激反射記録法において右耳の反射は－（マイナス），左耳の反射は（ ⑦ ），反対側刺激反射記録法において右耳の反射は（ ⑧ ），左耳の反射は（ ⑨ ）となる。
- 左顔面神経麻痺の場合，同側刺激法において右耳の反射は＋（プラス），左耳の反射は（ ⑩ ），反対側刺激法において右耳の反射は（ ⑪ ），左耳の反射は（ ⑫ ）となる。
- ティンパノメトリーで異常（B型もしくは C型）を示す場合，アブミ骨筋反射が起きても（ ⑬ ）が変化しないため，測定できない。

**HINT**

▶鼓膜張筋反射の閾値は高いため，ほぼ記録されない。したがって，音響性耳小骨筋反射はアブミ骨筋反射（stapedial《スタピディアル》 reflex《レフレックス》：SR）とよばれることも多い。

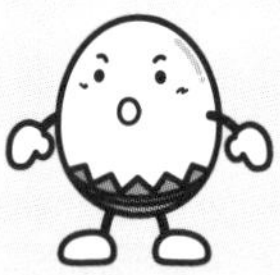

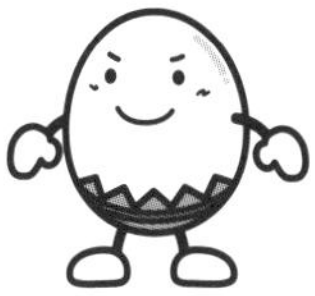

## 読み解くための Keyword

### 音響性耳小骨筋（アブミ骨筋）反射検査

中耳内にはアブミ骨筋（顔面神経支配），鼓膜張筋（三叉神経支配）という 2 つの耳小骨筋がある。市販の装置で測定できるのはおもにアブミ骨筋反射である。アブミ骨筋の反射弓は内耳神経・蝸牛神経核から両側の上オリーブ核，同側の顔面神経核・顔面神経であり，一側からの音刺激で両側のアブミ骨筋の収縮が起こることになる。アブミ骨筋は強大音が耳から入力されたときに収縮反射して内耳の音響外傷を防ぐ機能をもつ。この収縮時の鼓膜の音響インピーダンスの変化がアブミ骨筋反射としてインピーダンス・オージオメトリーで記録される[1]。

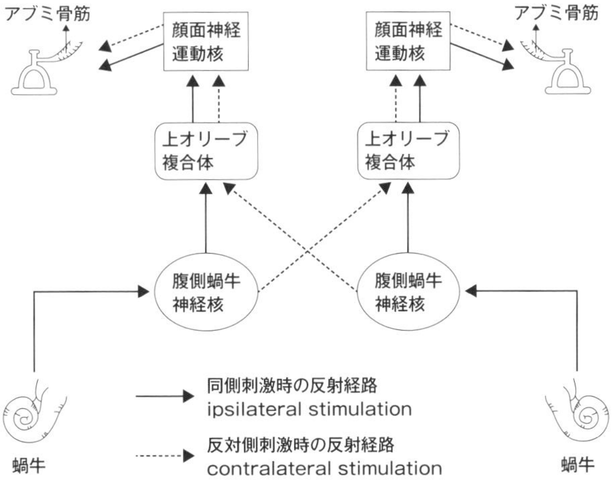


● アブミ骨筋の反射弓
〔沖津卓二：インピーダンスオージオメトリーによる検査．小林俊光（編）：CLIENT 21―21 世紀耳鼻咽喉科領域の臨床 2．機能検査．中山書店，107，2000〕

アブミ骨筋は顔面神経支配であるため，顔面神経麻痺の部位診断や予後の推定に用いられる。聴神経腫瘍は脳幹障害の診断においても重要な情報になる。しかし，この検査だけで聴覚機能障害を特定することはできないため，他検査として併用して検査結果を検討することが重要である。

音響性耳小骨筋（アブミ骨筋）反射検査の記録法には，音刺激を加えた側の耳で反射を記録する同側刺激反射記録法と，音刺激を加えた反対側の耳で反射を記録する反対側刺激反射記録法がある[2]。

障害部位によって刺激側と反射発現との組み合せは多数ある。

● 反射発現例

| 障害部位 | 反対側刺激 | | 同側刺激 | |
|---|---|---|---|---|
| | 右刺激 左反射 | 左刺激 右反射 | 右刺激 右反射 | 左刺激 左反射 |
| A．右第Ⅷ神経障害（聴神経腫瘍など） | × | ○ | × | ○ |
| A′．右高度内耳性難聴 | × | ○ | × | ○ |
| B．脳幹障害（正中部病変） | × | × | ○ | ○ |
| C．脳幹障害（まれ，右内側オリーブ付近の限局病変） | × | ○ | ○ | ○ |
| D．右顔面神経麻痺 | ○ | × | × | ○ |
| E．右中耳炎 | △ | ＊ | ＊ | ○ |

○：反射が検出される　×：反射が欠如することが多い
△：伝音難聴の程度による　＊：検査不能のことが多い
〔日本聴覚医学会（編），原　晃（監），山岨達也，他（編集委員）：聴覚検査の実際．改訂 4 版，南山堂，101，2017〕

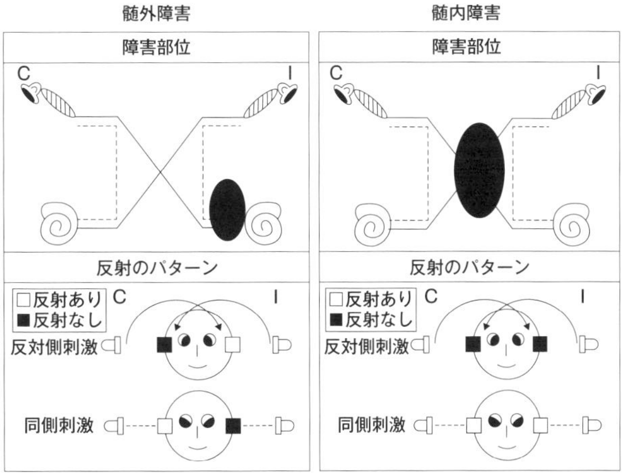


● 髄外障害と髄内障害の反射パターン
〔日本聴覚医学会（編），原　晃（監），山岨達也，他（編集委員）：聴覚検査の実際．改訂 4 版，南山堂，102，2017〕

**解答**
1 ①三叉，②顔面，③反対側，④同側（③，④は順不同），⑤上オリーブ，⑥顔面神経，⑦＋，⑧＋，⑨－，⑩－，⑪＋，⑫－，⑬インピーダンス

## 1 音響耳管法について空欄を埋めなさい。

- 音響耳管法は，鼻腔に音を負荷した状態で（　①　）により耳管の開閉が起きると，負荷音が（　②　）で聞き取れる現象を利用した方法である。
- （　③　）の有無にかかわらず行える。
- 音源となるスピーカーのプローブを検査側の（　④　）にあて，（　⑤　）にマイクロフォンを装着させて嚥下運動をさせる。
- 嚥下により耳管が開けば，外耳道マイクロフォンの音圧変化が（　⑥　）と同期して記録される。

HINT
▶検査側の鼻孔にスピーカーをあて，外耳道にマイクロフォンを装着させる。

## 2 耳管鼓室気流動態法について空欄を埋めなさい。

- （　⑦　）法などで生じる中耳腔圧の変化を経鼓膜的な外耳道圧の変化として検出する。
- （　⑧　）は鼻深呼吸・鼻すすり時に外耳道圧変化はみられない。
- （　⑨　）症では開放耳管を通じて容易に中耳腔に到達するため，鼻深呼吸・鼻すすり時に鼻咽腔圧の変化による鼓膜動揺を反映した外耳道圧変化がみられる。
- （　⑩　）症では鼻深呼吸でも外耳道圧に変化はなく，またバルサルバ法でも変化はない。

HINT
▶バルサルバ法とは鼻をつまんで鼻腔内圧力を上げて耳管通気をする方法である。

## 3 加圧―減圧法について空欄を埋めなさい。

- 中耳腔に外耳道側より陽圧または陰圧を加え，耳管の（　⑪　）をみる検査法。
- 中耳に陽圧を負荷することにより（　⑫　）を測定する（通過性テスト）。次に±200 $mmH_2O$ 程度の陽圧・陰圧を負荷し，数回嚥下させてその圧をどの程度戻せるかという（　⑬　）を調べる（陽圧テスト・陰圧テスト）。
- （　⑭　）がある場合のみ施行可能である。
- 耳管狭窄症では受動的耳管開大圧が（　⑮　）を示し，また耳管開放症の場合はこれが（　⑯　）または圧が負荷できない。
- 数回の嚥下で陽圧負荷圧は（　⑰　）以下，陰圧負荷圧は少しでも解除できれば正常（能動的開大能あり）とみなす。

HINT
▶器質的な狭窄や閉塞があると受動的耳管開大圧が高値を示す。

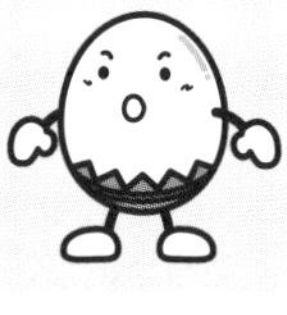

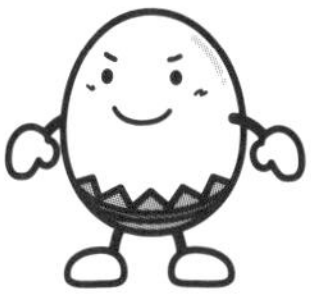

## 読み解くための Keyword

### 耳管機能検査

耳管機能検査には，音響耳管法，耳管鼓室気流動態法，加圧一減圧法がある。

### 音響耳管法 (sonotubometry《ソノツボメトリー》)

鼻腔に音を負荷した状態で嚥下を行うと，耳管を経由して中耳に伝わった負荷音が外耳道で聴取できる。この現象を利用した検査が音響耳管法で，耳管機能検査では最も広く施行される。嚥下時に耳管が開くと検出される外耳道圧は上昇する。自然な嚥下運動での耳管の開閉 (能動的開大) を観察でき，鼓膜穿孔の有無にかかわらず行える利点がある[1)]。嚥下により耳管が開けば咽頭雑音と同期して外耳道マイクロフォンの音圧が変化する。

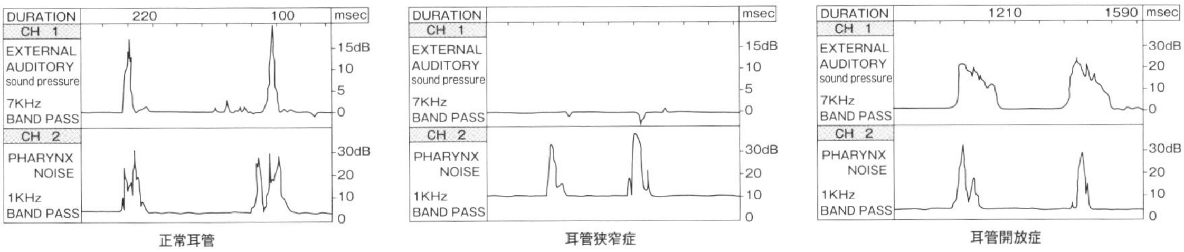


上段：外耳道マイクロフォン音圧　下段：咽頭雑音

● 音響耳管法波形

### 耳管鼓室気流動態法 (tubotympano-aerodynamic graphy《ツボティンパノ アエロダイナミック グラフィー》：TTAG)

外耳道に挿入した圧トランスデューサーで鼻咽腔側から中耳側への圧の伝達を調べる検査法。バルサルバ法で中耳腔圧が上昇するか (受動的開大)，上昇した圧が嚥下により解除されるか (能動的開大)，また鼻深呼吸・鼻すすりに伴う鼻咽腔圧変化に同期した外耳道圧変化の有無 (開放耳管の有無) を観察する[1)]。正常例では鼻深呼吸・鼻すすり時に外耳道圧変化はみられない。耳管開放症では鼻咽腔の圧変化が開放耳管を通じて容易に中耳腔に到達するため，鼻深呼吸・鼻すすり時に鼻咽腔圧の変化による鼓膜動揺を反映した外耳道圧変化がみられる。耳管狭窄症では受動的，または能動的開大どちらかの障害が出るため，圧変化が生じない。

### 加圧一減圧法

外耳道側より中耳腔に陽圧・陰圧を加え，耳管の開大能をみる検査法。耳管の能動的開大能と圧負荷時の受動的開大能を知ることができる。鼓膜穿孔のある場合にのみ施行可能である。まず，中耳に陽圧を負荷することにより，受動的耳管開大圧を測定する (通過性テスト)。次に，±200 $mmH_2O$ 程度の陽圧・陰圧を負荷し，数回嚥下させてその圧をどの程度戻せるか能動的耳管開大能を調べる (陽圧テスト・陰圧テスト)。正常な場合，中耳に陽圧を負荷していくと耳管がひらくため急に中耳腔圧が低下する。耳管開放症の場合，その直前の圧 (受動的耳管開大圧) が低値か，または圧が負荷できない。陽圧テスト・陰圧テストでは数回の嚥下で陽圧負荷時は半分以下，陰圧負荷時は少しでも解除できれば正常 (能動的開大能あり) とみなす[1)]。

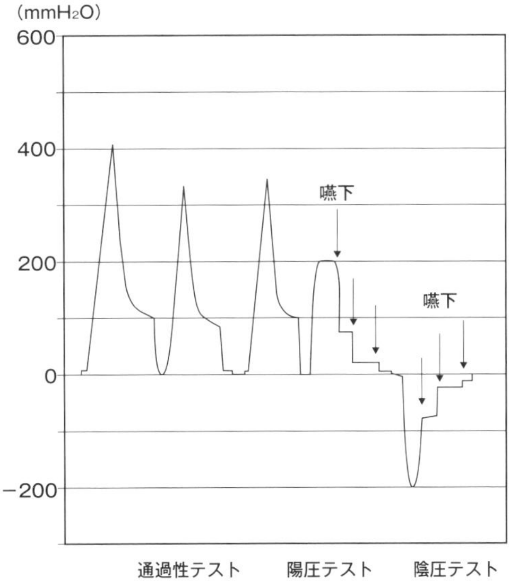


● 加圧一減圧法正常波形

**解答**

1 ①嚥下，②外耳道，③鼓膜穿孔，④鼻孔，⑤外耳道，⑥咽頭雑音
2 ⑦バルサルバ，⑧正常，⑨耳管開放，⑩耳管狭窄
3 ⑪開大能，⑫受動的耳管開大圧，⑬耳管開大能，⑭鼓膜穿孔，⑮高値，⑯低値，⑰半分

# 1 聴覚障害の評価 ── ⑥耳音響放射

## ❶耳音響放射（OAE）について空欄を埋めなさい。

- 耳音響放射は（　①　）の機能障害または内リンパ電位の低下を示す。
- 外有毛細胞の機能低下により聴覚閾値は（　②　）～（　③　）dB上昇する。
- 内耳の外有毛細胞機能の検査ではあるが，（　④　）の状態により反応が影響を受けるので注意を要する。
- 臨床的に応用されるのは（　⑤　）と（　⑥　）である。
- 他覚的聴力検査，感音難聴の部位診断，（　⑦　）に用いられる。
- 感音難聴の場合，それが（　⑧　）性のものか（　⑨　）性のものかの部位診断が可能である。
- EOAEは約（　⑩　）dB以上の難聴になると検出困難になる。
- EOAEの反応帯域は（　⑪　）～（　⑫　）kHzである。
- DPOAEはEOAEより（　⑬　）音域まで測定できるので周波数別の所見を捉えやすい。
- DPOAEは周波数の異なる2音を同時に聴取すると，まったく別の音を知覚するという（　⑭　）現象を用いた検査法である。
- 2音の音圧，周波数比を一定にし，各周波数で測定したものを（　⑮　）という。

**HINT**

▶ OAEは詳細な閾値測定は不可だが、麻酔は不要で，操作が容易，短時間で測定可能なことから新生児や乳幼児の聴覚スクリーニングに用いられる。

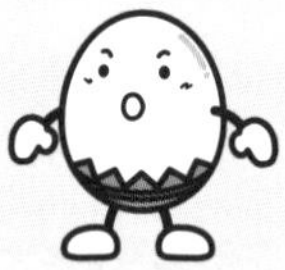

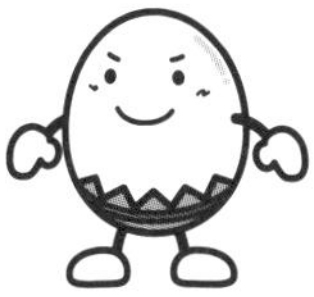

## 読み解くためのKeyword

### 耳音響放射（OAE）の発生原理

中耳を経て蝸牛に到達した音は基底版を振動させ，その結果外有毛細胞の細胞内の電位を変化させる（機械的振動を電気的変化に変換する）。逆にこの電気的変化を外有毛細胞の機械的運動に変化させることを active《アクティブ》 process《プロセス》という[1)]。この外有毛細胞の運動は基底版の振動を増強し，周波数弁別能も向上する。増強した基底版の振動が入力音と逆の経路をたどり，音として外耳道に放射されたものを耳音響放射（otoacoustic《オトアコースティック》 emissions《エミッションズ》：OAE）という。OAEの低下，消失は外有毛細胞の機能障害または内リンパ電位の低下を示し，蝸牛の病態を反映する。この機能が低下すると聴覚閾値は約 40 ～ 50 dB上昇する。

### 耳音響放射（OAE）の記録法

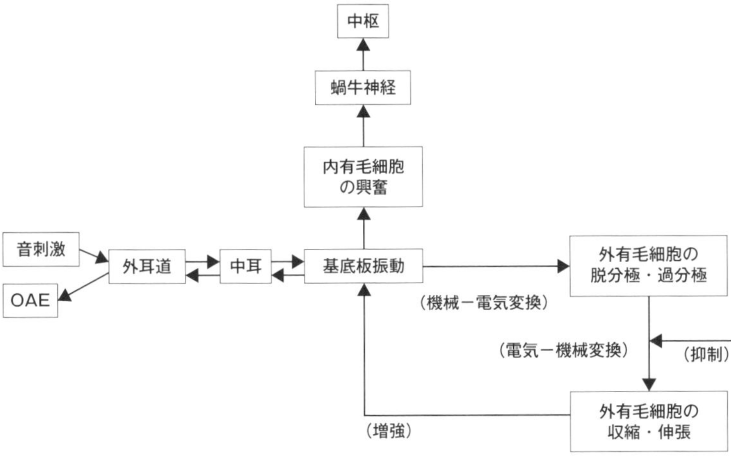


● OAEの機序
〔日本聴覚医学会（編），原晃（監），山岨達也，他（編集委員）：聴覚検査の実際．改訂4版，南山堂，133，2017〕

耳プローブ内に音を発生するイヤホンとOAEを記録するマイクロホンが内蔵されており，マイクロホンにより記録されたOAE反応は増幅後，平均加算され記録計上に表示される。中耳の状態により反応が影響を受けるので注意を要する。臨床で用いられることの多いものに誘発耳音響放射（evoked《エボークト》 otoacoustic《オトアコースティック》 emissions《エミッションズ》：EOAE）と歪成分（結合音）耳音響放射（distortion《ディストーション》 product《プロダクト》 otoacoustic《オトアコースティック》 emissions《エミッションズ》：DPOAE）がある。

### 誘発耳音響放射（EOAE）

クリックやトーンバーストの音刺激のあと，5 ～ 15 msec遅れて外耳道から記録される。反応帯域は 1 ～ 2 kHz程度である[1)]。約 30 dB以上の難聴になると検出は困難となる。

### 歪成分（結合音）耳音響放射（DPOAE）

周波数の異なる 2 音で同時に聴取するとまったく別の周波数の音を知覚するという，結合音現象を用いた検査法である。特に 2 種類の音刺激の周波数$F_1$，$F_2$に対して周波数 $2F_1-F_2$の音が最も振幅が大きいため，これが検出の対象となる。EOAEに比べてはるかに高音域（6 ～ 8 kHz）まで測定可能で，周波数別の所見をより広い範囲で観察できる。$F_1$，$F_2$の音圧と周波数比を一定にし，角周波数で測定したものを DP（distortion《ディストーション》 product《プロダクト》）グラムという[1)]。

**解答**

**1** ①外有毛細胞，②40，③50，④中耳，⑤誘発耳音響放射（evoked otoacoustic emissions：EOAE），⑥歪成分（結合音）耳音響放射（distortion product otoacoustic emissions：DPOAE）（⑤，⑥は順不同），⑦新生児聴覚スクリーニング，⑧内耳，⑨後迷路（⑧，⑨は順不同），⑩30，⑪1，⑫2，⑬高，⑭結合音，⑮DP（distortion product）グラム

## 1 SISI検査について空欄を埋めなさい。

- （　①　）現象を調べる検査法である。
- 閾値上（　②　）dBの純音を聞かせ，5 秒に 1 回ずつ 1 dBのみ増幅し，このわずかな音の強さの変化を何回感知することができるかを調べる。
- 20 回の増音のうち，何回増音を感知したかを求め，その値を（　③　）とよび%で示す。
- Jerger《イェルガー》の判定基準では SISIスコアが（　④　）%以上の例は補充現象陽性，（　⑤　）%以下が陰性，（　⑥　）～（　⑦　）%を疑陽性としている。
- （　⑧　）のみで測定が可能である。

## 2 バランステスト（ABLBテスト）について空欄を埋めなさい。

- 原則として一側耳が（　⑨　）である例を対象として行う。
- 難聴側と正常側とで同じ音の大きさに聞こえる音を探し，難聴側での音の大きさの（　⑩　）を正常側のものと比較することによって補充現象を測定する。
- 同じ大きさに聞こえた音を結んだ線が平行の場合は補充現象は（　⑪　）である。
- 補充現象が（　⑫　）の場合は線の勾配が徐々になだらかになり，（　⑬　）になる。
- 両耳の聴力差が 50 dB以上になると（　⑭　）により測定不可能となる。

**HINT**
▶バランステストは一側耳が正常であることや両耳の聴力差が50dB 以上になると陰影聴取が起こり測定不能になるなどの制約が多いが正常耳と比較し検査可能であれば補充現象測定法の中で最も確実な方法である。

## 3 DL検査について空欄を埋めなさい。

- （　⑮　）のみで検査が可能である。
- 純音の強さの弁別閾値（DL値）を測定し，これを（　⑯　）の弁別閾値と比較して補充現象の有無を知る。
- 補充現象が陽性の場合は一定の強さの変化に対応する大きさの変化は（　⑯　）より（　⑰　）ので DL値は逆に（　⑱　）する。
- 個人差や測定誤差が（　⑲　）。

## 4 MCL検査および UCL検査について空欄を埋めなさい。

- 音が大きすぎも小さすぎもせず，快適に聞こえる大きさを（　⑳　）レベル（MCL）といい，これ以上聞いていられないほど不快な音となり，痛覚に近くなる音の大きさを（　㉑　）レベル（UCL）という。
- 正常側の MCLは（　㉒　）～（　㉓　）dB，UCLはほぼ（　㉔　）dBとされている。
- MCL，UCLの値と閾値との差が正常値を明らかに下回る場合，ラウドネスの増大が速いと考えられ，補充現象（　㉕　）と判断する。
- 補聴器を適合する際に適度な（　㉖　）の指標とするためには有用とされている。

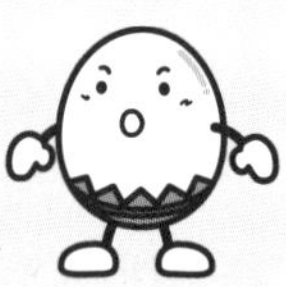

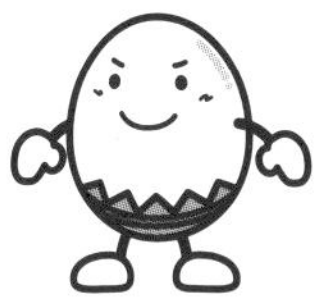

## 読み解くためのKeyword

**補充現象**

難聴の場合，小さい音は聞こえないが，音を少し大きくしただけでかえって過大に聞こえてしまうことがある。音の強さ（物理量）の変化に伴う音の大きさ（感覚量）の変化が正常耳に比べて異常に大きい現象を補充現象という。

これまでの報告から，補充現象は内耳の障害であるとされ，その障害部位は有毛細胞であるとされている。伝音障害および後迷路性難聴ではこの現象は陰性とされているため，補充現象を見出すことによって感音難聴の障害部位，診断，迷路性と後迷路性難聴の鑑別診断に利用することができる。

**内耳機能検査（補充現象の検査）**

内耳機能検査（補充現象の検査）には，SISI（short《ショート》 increment《インクラメント》 sensitivity《センシティビティー》 index《インデックス》）検査，バランステスト（ABLB〈alternate《オールタネート》 binaural《バイノーラル》 loudness《ラウドネス》 balance《バランス》〉テスト），DL（difference《ディフェレンス》 limen《ライメン》）検査（強さの弁別閾検査），MCL（most《モースト》 confortable《コンフォータブル》 loudness《ラウドネス》）検査，UCL（unconfortable《アンコンフォータブル》 loudness《ラウドネス》）検査がある。

**SISI検査**

閾値上20 dBの純音を聞かせ，短時間に1 dBずつ音を増幅させた場合にその変化を何回聞き取れるかを%で表す検査法である。補充現象がある場合はこの変化をより鋭敏に聞き取れるため，聞き取れる割合が増える。このスコアをSISIスコアといい，20回の増音で60%以上の例は補充現象陽性，15%以下は陰性，20～55%を疑陽性としている[1)]。一側耳のみで施行可能である。

**バランステスト（ABLBテスト）**

一側耳が正常である例を対象として行う。難聴側と正常側とで同じ音の大きさに聞こえる音を探し，難聴側での音の大きさの増加を正常側のものと比較することによって補充現象を測定する方法[1)]。補充現象が陰性の場合は大きさの感覚量の変化は左右とも同じため，両者を記録した線は平行になるが，補充現象が陽性の場合は音が強くなるほど難聴側の感覚量の変化は細かくなるため，線の勾配が徐々になだらかになり，やがて水平になる。聴力差が大きい（50 dB以上）場合は陰影聴取が起こるため測定不能となる。

**DL検査（強さの弁別閾検査）**

一側耳のみで検査が可能である。強さが弁別できる閾値（DL値）を測定する。補充現象が陽性であれば一定の強さの変化に対応する大きさ（感覚量）の変化は正常な場合より大きいため，DL値が逆に減少する[2)]。個人差や測定誤差が大きくあまり臨床では用いられなくなった。

**MCL検査，UCL検査**

快適レベル（MCL）と不快レベル（UCL）を測定し，その閾値を用いる検査法。正常側のMCLは50～60 dB，またUCLはほぼ90 dBといわれているが，補充現象陽性の場合は閾値上から小さいレベルでMCL，UCLに達しその差が小さくなる[2)]。個人差が大きく，補充現象の測定に用いられることは少ないが，MCL，UCLは補聴器の適度な音圧を求める際に有用とされている。

**解答**

1 ①補充，②20，③SISI(short increment sensitivity index)スコア，④60，⑤15，⑥20，⑦55，⑧一側耳
2 ⑨正常，⑩増加，⑪陰性，⑫陽性，⑬水平，⑭陰影聴取
3 ⑮一側耳，⑯正常側，⑰大きい，⑱減少，⑲大きい
4 ⑳快適，㉑不快，㉒50，㉓60，㉔90，㉕陽性，㉖音圧

# 1 聴覚障害の評価 ―― ⑧自記オージオメトリー

## ❶自記オージオメトリーについて空欄を埋めなさい。

- 被験者は音が聞こえている間スイッチを（　①　），音が聞こえなくなったら（　②　）。
- スイッチを押すと一定の速度で音が（　③　）なり，離すと一定の速度で音が（　④　）なる。
- 検査音は（　⑤　）音と（　⑥　）音を用い，両者について測定する。
- （　⑦　）周波数記録と（　⑧　）周波数記録がある。
- 波形を表す図を（　⑨　）という。
- 連続周波数記録を表す場合のオージオグラムは横軸が音の（　⑩　），縦軸が音の（　⑪　）を表す。固定周波数記録の場合は横軸が（　⑫　），縦軸が音の（　⑬　）を表す。
- 鋸波状の振幅が3 dB以内のときは（　⑭　）性の障害が推定され，2 dB以内のときはほぼ（　⑭　）性の障害である。
- 固定周波数記録での測定の際，時間の経過とともに閾値レベルが上昇する現象を（　⑮　）という。
- （　⑮　）は持続音記録の際にみられることが多く，（　⑯　）性難聴に特異的にみられる。

**HINT**

▶連続周波数記録は純音オージオグラムでは測定できない周波数間の閾値を求めることができるが，測定に時間がかかる。これを改良したのが固定周波数記録であり，周波数を固定し，3分間測定する。縦軸は音の強さ，横軸は測定の時間を示す。

## ❷Jerger《イェルガー》分類について空欄を埋めなさい。

Ⅰ型［（　⑰　）または（　⑱　）］：（　⑲　）音記録と（　⑳　）音記録が全周波数にわたって閾値が（　㉑　）。振幅は持続音，断続音ともに平均約（　㉒　）dB。

Ⅱ型［（　㉓　）］：持続音記録は（　㉔　）周波数域（1,000 Hz以上）で断続音記録より閾値が上昇。高周波数で（　㉕　）の振幅のみ縮小。

Ⅲ型［（　㉖　）］：（　㉗　）記録は（　㉘　）記録に比べて著明に閾値レベルの上昇を示す。そのまま（　㉙　）になることもある。振幅は両記録とも（　㉚　）内。

Ⅳ型［（　㉛　）］：（　㉜　）記録は（　㉝　）記録よりも閾値レベルが上昇。両記録が（　㉞　）をもって分離する。振幅は小さくならない。

Ⅴ型［（　㉟　）］：（　㊱　）記録が（　㊲　）記録よりも閾値が上昇。

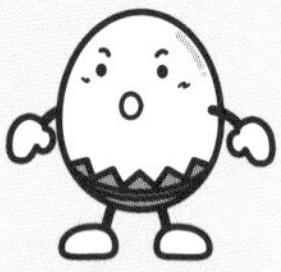

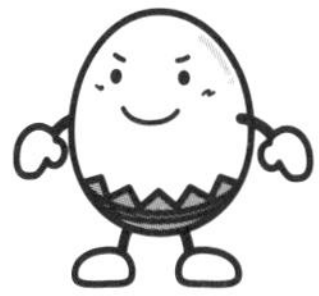

## 読み解くための Keyword

**自記オージオメトリー**

1947 年に Békésy《ベケシ》は検査音を被験者に聞かせながら閾値を自動的に記録するオージオメータを開発した。これは検査音の強さや周波数を自動的に変化させる。検査音には持続音と断続音の 2 種類を用い，原則的には両者ともに測定し，それぞれに鋸波状《きょしじょう》の波形が記録される。低周波数から高周波数まで連続的に変化させる方法（連続周波数記録）と特定の周波数を記録する方法（固定周波数記録）がある[1]。連続周波数記録は純音聴力検査で測定しない周波数の閾値もわかるが，測定に時間がかかるため固定周波数記録を用いることが多い。

**振幅の縮小と補充現象**

測定された鋸波状波形の振幅は補充現象の指標となりうるとされ，振幅の縮小は補充現象陽性であることを示す。振幅の縮小がみられない場合に必ずしも補充現象陰性とはならないため，この方法のみでなく，いくつかの方法を併用して判定を下すことが重要である。振幅の変化は低音で若干大きく高音で小さくなる傾向があるが，振幅が 3 dB 以内のときは内耳性の障害が強く推定され，2 dB 以内のときはほとんど内耳性の障害である。

**一過性閾値上昇**

時間の経過とともに閾値レベルが上昇する現象である[2]。後迷路性難聴に特異的にみられる傾向にあり，内耳性障害との鑑別ができる。

**Jerger 分類**

Jerger は持続音と断続音の記録による自記オージオグラムの関係を 5 つの型に分類した[2]。図は左側が低音，右側は高音での固定周波数結果で，赤線は持続音，黒線は断続音を示す。

Ⅰ型（正常または伝音難聴）：持続音記録と断続音記録が全周波数にわたって閾値がほとんど同じ。振幅は持続音，断続音ともに平均約 10 dB。

Ⅱ型（内耳性難聴）：持続音記録は中高音部周波数域（1,000 Hz 以上）で断続音記録より閾値が上昇。高周波数で持続音の振幅のみ縮小。

Ⅲ型（後迷路性難聴）：持続音記録は断続音記録に比べて著明に閾値レベルの上昇を示し，そのままスケールアウトになることもある。振幅は両記録とも正常範囲内。

Ⅳ型（後迷路性難聴）：持続音記録は断続音記録よりも閾値レベルが上昇。両記録が一定の間隔をもって分離する。振幅は小さくならない。

Ⅴ型（機能性難聴）：断続音記録が持続音記録よりも閾値が上昇。

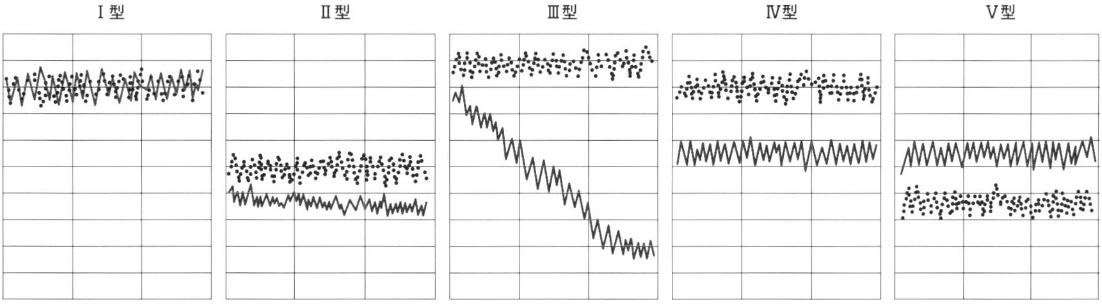


● **自記オージオメトリーの Jerger 分類**

〔洲崎春海，他（監），大塚康司，他（編）：SUCCESS 耳鼻咽喉科．第 2 版，金原出版，28，2017〕

**解答**

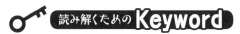

**1** ①押し続け，②離す，③弱く，④強く，⑤断続，⑥持続（⑤，⑥は順不同），⑦連続，⑧固定（⑦，⑧は順不同），⑨自記オージオグラム，⑩周波数，⑪強さ，⑫測定時間，⑬強さ，⑭内耳，⑮一過性閾値上昇，⑯後迷路

**2** ⑰正常，⑱伝音難聴（⑰，⑱は順不同），⑲持続，⑳断続（⑲，⑳は順不同），㉑ほとんど同じ，㉒ 10，㉓内耳性難聴，㉔中高音部，㉕持続音，㉖後迷路性難聴，㉗持続音，㉘断続音，㉙スケールアウト，㉚正常範囲，㉛後迷路性難聴，㉜持続音，㉝断続音，㉞一定の間隔，㉟機能性難聴，㊱断続音，㊲持続音

# 1 聴覚障害の評価 —— ⑨聴性誘発反応

## 1 蝸電図について空欄を埋めなさい。

- 蝸電図での反応は（ ① ）と（ ② ）神経由来の反応である。
- 乳幼児ならびに特殊な症例以外は特に（ ③ ）を必要としない。
- 使用する音刺激の種類はトーンバースト，トーンピップ，さらには（ ④ ）を用いる。
- （ ⑤ ）Hz以上の高周波数音に対しては周波数特異性を有する。
- 鼓室内誘導では，鼓膜穿通用針電極を用い（ ⑥ ）に固定させる。

## 2 聴性脳幹反応（ABR）について空欄を埋めなさい。

- （ ⑦ ）神経ならびに（ ⑧ ）由来の反応である。（ ⑨ ）msec以内に5～7個のピークをもった波形が得られる。
- 使用される音刺激は（ ⑩ ）音が多い。
- 脳波様電極あるいは針電極を用いるが，皿電極の場合，接触抵抗が（ ⑪ ）kΩ以下にする。
- （ ⑫ ）Hz前後の聴力が反映され信頼性のある検査である。
- 最後に消失するのは（ ⑬ ）波であり，波形の確認できる（ ⑭ ）音圧を反応閾値とする。
- ABRで無反応でも，（ ⑮ ）音部に残存聴力がある場合がある。
- ABRの起源についてはⅠ波が（ ⑯ ），Ⅱ波が（ ⑰ ），Ⅲ波が（ ⑱ ），Ⅳ波が（ ⑲ ），Ⅴ波が（ ⑳ ）といわれている。
- 若年正常者に比較し，加齢者や乳幼児では各成分潜時が（ ㉑ ）する傾向にある。

**HINT**

▶記録電極は導出電極（陽極）として頭頂または前頭部の毛髪の生え際に1か所、基準電極（陰極）として左右の耳朶に1か所ずつ，接地電極（アース）として鼻根部に1か所の計4か所に装着する。皿電極の場合は接触抵抗が5kΩ以内になるよう装着する。

**HINT**

▶加齢者や乳幼児ではABRの潜時が延長する傾向にある。

## 3 聴性定常反応（ASSR）について空欄を埋めなさい。

- 刺激頻度により（ ㉒ ）HzASSRと（ ㉓ ）HzASSRの2種類がある。
- （ ㉒ ）HzASSRは睡眠時の反応の出現性が（ ㉔ ）なり，一方，（ ㉓ ）HzASSRは睡眠時でも反応の出現性が（ ㉕ ）。
- 睡眠時の幼児は睡眠時の成人より反応の出現性が（ ㉖ ）。
- 刺激音の周波数は（ ㉗ ）Hz，（ ㉘ ）Hz，（ ㉙ ）Hz，（ ㉚ ）Hzを示し，それぞれの周波数の反応閾値がわかる。
- （ ㉛ ）に4周波数の検査を行える。
- 使用電極は（ ㉜ ）と同様の脳波用電極が用いられる。
- 反応閾値と聴力レベルの差は正常者や軽度難聴で（ ㉝ ），高度難聴では（ ㉞ ）傾向がある。
- 1歳未満児では検査ごとの反応閾値の（ ㉟ ）が大きく，2回目以降の検査で反応閾値が改善する例が多いので（ ㊱ ）の検査が必要である。

**HINT**

頭頂部緩反応（SVR）とは，最も歴史が古い聴性誘発反応であり，聴皮質を含めた広範な部位が関係する反応である。再現性が乏しく，ABRほどには反応の起源が明確ではない。

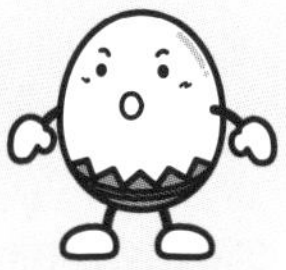

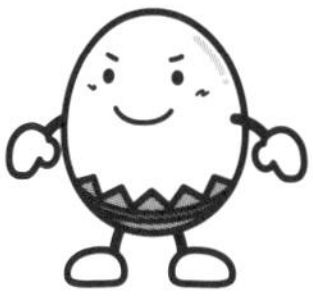

## 読み解くための Keyword

**蝸電図**

内耳と蝸牛神経由来の反応で音刺激後 3 msec 程度以内に認められる反応である。2 つの波が記録され，AP (action potential)《アクション ポテンシャル》は聴神経の興奮を，SP (summating potential)《スーマーティング ポテンシャル》は蝸牛内の直流的な反応電位を示す[1)]。乳幼児ならびに特殊な症例以外は特に鎮静薬を必要とせず，シールド防音室内にて仰臥位または楽な座位にする。クリック音を使用することが多く，2,000 Hz 以上の高周波数音に対して周波数特異性を有する。電極は鼓室外または鼓室内に置き，鼓室内誘導では鼓膜穿通用針電極を用い鼓室岬角に固定させ，鼓室外誘導では小銀電極やコイル電極を用い，外耳道深部または鼓膜表面に電極ペーストにて接着する。非検耳のマスキングは必要ない。

**聴性脳幹反応 (auditory brainstem response《オーディトリー ブレーンステム レスポンス》：ABR)**

蝸牛神経ならびに脳幹部聴覚路由来の反応である。安定性，再現性に優れ，意識レベルの影響を受けないため，臨床的によく用いられる検査法である。音刺激により 10 msec 以内に I 波から VI 波までの波が観察される。この波形は蝸牛神経から内側膝状体までの電気活動に由来する。記録電極は頭頂部，検耳の乳突部，アース電極を前額中央に置く。音刺激が小さくなると，各波形の振幅は小さくなり，潜時が延長していく。段々と波が消え，最後に V 波が消失する。波形の確認できる最小音圧を反応閾値とする。クリック音刺激で 2,000 ～ 4,000 Hz の聴力を反映するため，低音域の聴力評価はできない。そのため，ABR で無反応でも低音部に聴力が残っている場合もあるため，他の検査方法もあわせて行う必要がある。

**聴性定常反応 (auditory steady-state response《オーディトリー ステッディー ステート レスポンス》：ASSR)**

高い繰り返し頻度の音刺激によって得られる脳の誘発反応である。刺激頻度により 40 HzASSR と 80 HzASSR に分けられる[2)]。40 HzASSR は覚醒時に反応が現れやすく，80 HzASSR は睡眠時に反応の出現性がよい。また，睡眠時の幼児においては睡眠時の成人より反応の出現性がよい。左右同時に 4 周波数 (500・1,000・2,000・4,000 Hz) の検査が可能で，純音聴力検査で得られるオージオグラムの結果を推定することができる。

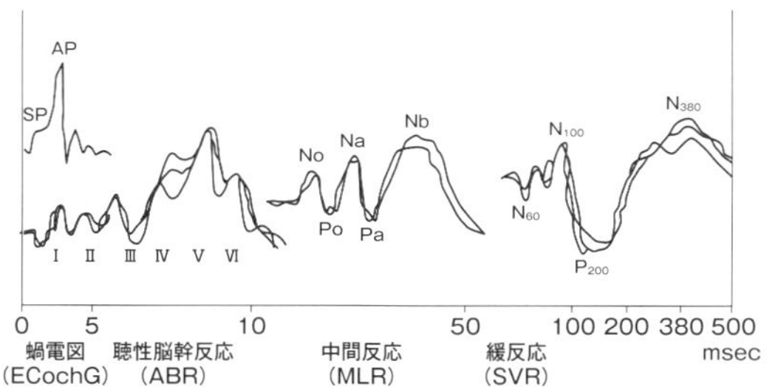


● **聴性誘発反応波形**
〔森満　保：イラスト耳鼻咽喉科．第 4 版．文光堂，53，2012〕

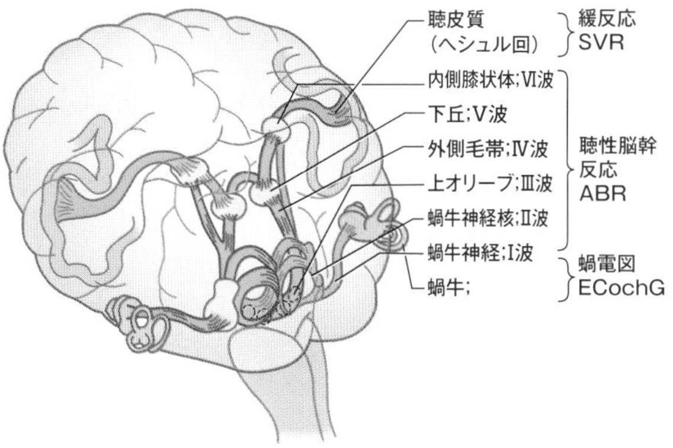


● **脳幹聴覚路模式図**
〔森満　保：イラスト耳鼻咽喉科．第 4 版．文光堂，53，2012〕

**解答**

**1** ①内耳，②蝸牛，③鎮静薬，④クリック，⑤ 2,000，⑥鼓室岬角
**2** ⑦蝸牛，⑧脳幹部聴覚路，⑨ 10，⑩クリック，⑪ 5，⑫ 2,000，⑬ V，⑭最小，⑮低，⑯蝸牛神経，⑰蝸牛神経核，⑱上オリーブ核，⑲外側毛帯，⑳下丘，㉑延長
**3** ㉒ 40，㉓ 80，㉔悪く，㉕よい，㉖よい，㉗ 500，㉘ 1,000，㉙ 2,000，㉚ 4,000（㉗～㉚は順不同），㉛左右同時，㉜ ABR，㉝大きく，㉞小さい，㉟変動，㊱複数回

## 1 新生児聴覚スクリーニング検査について空欄を埋めなさい。

- 出生直後の難聴スクリーニング検査を（ ① ）検査という。
- 検査に用いられる機器は（ ② ），（ ③ ）である。
- 結果は「（ ④ ）：異常なし」と「（ ⑤ ）：要再検査」で判定する。
- 出生後（ ⑥ ）日目以降，産科退院までに再検査が可能な日程で行う。
- 要再検査と判定されると，耳鼻咽喉科医のもとで ABRなどの各種（ ⑦ ）検査を行う。
- OAEは自動ABRに比べて偽陽性率が（ ⑧ ）。
- スクリーニングが母子関係へ与える影響を十分考慮し，（ ⑨ ）的ケアを心がける必要がある。
- 先天性難聴の発生率は中等度異常の両側聴覚障害は（ ⑩ ）人に 1.5 人，一側聴覚障害は（ ⑩ ）人に 1.6 人である。
- 自動ABRも ABR同様，（ ⑪ ）音を用いるため 2,000 Hz以上の高周波数帯域の聴力レベルの推察に適している。そのため，谷型や（ ⑫ ）障害型難聴のスクリーニングは困難である。
- 自動ABRは（ ⑬ ）下で施行し，OAEは体動が少なければ覚醒していても検査可能である。
- 厚生労働省は新生児に対する聴力検査を推進しているが，（ ⑭ ）かつ有償で（ ⑮ ）化はされていない。
- referであってもただちに（ ⑯ ）とは判断できない。
- 反応の起源は自動ABRは蝸牛の有毛細胞のため，passであっても（ ⑰ ）性難聴の可能性は残る。

**HINT**
▶自動 ABR は自然睡眠下で実施し，OAEは体動が少なければ覚醒していても検査できる。

**HINT**
▶新生児聴覚スクリーニング検査で「要再検」であっても，「両側」要再検で約 30％程度，「一側」要再検例で50％程度は精密検査の結果正常であるといわれている。

## 2 幼児の選別聴力検査および学校での選別聴力検査について空欄を埋めなさい。

- 乳幼児健康診査は（ ⑱ ）法に基づいて（ ⑲ ）が行うものである。
- 幼児期の選別聴力検査は市町村の保健センターなどで行われ，（ ⑳ ）歳児健康診査における検診項目に「耳，鼻及び咽喉の疾病及び異常の有無」が明記されている。
- （ ⑳ ）歳児健康診査における選別聴力検査は，（ ㉑ ）法と家庭での（ ㉒ ）が行われている。
- 家庭での自己検査では（ ㉓ ）検査が行われ，6 種の絵すべての聴取後のポインティングができるかの評価をする。
- 1 歳 6 か月検診では（ ㉔ ）法と家庭での（ ㉕ ）の 2 本立てで行われている。
- 学校が主体となって行う選別聴力検査は，（ ㉖ ）時と毎学年定期的に行われるものがある。
- 学校での検査は（ ㉗ ）を用いて左右別に検査する。用いる周波数と音圧は 1,000 Hz:（ ㉘ ）dB，4,000 Hz:（ ㉙ ）dB である。

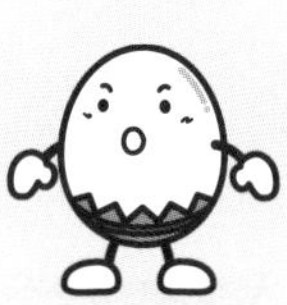

## 読み解くための Keyword

**選別聴力検査**

選別聴力検査はある集団のなかから，難聴の疑いのある者を効果的にふるい分けるための簡易検査である。できるだけ効率的に難聴疑いのある者を抽出する。あくまでもふるい分けであって，その結果がすぐに難聴と診断されるわけではないため，精密聴力検査につなげることが重要である。

**新生児聴覚スクリーニング検査**

出生直後の難聴スクリーニング検査を新生児聴覚スクリーニング検査という。検査に用いられる機械はABRに由来する自動ABR（AABR），OAEに由来する歪成分耳音響放射と誘発耳音響放射がある。自動ABRよりもOAEのほうがやや偽陽性率が高い。実施時期は出生後 2 日目以降，産科退院までに行う。結果が要再検査（refer《リファー》）となっても産科退院時までに再度スクリーニング検査を実施し，異常なし（pass《パス》）と判定されなかった場合，新生児は聴覚スクリーニング検査の受験は任意であり，義務化はされていないため，精密検査実施機関にて精査が必要となる。

先天性難聴の発生率は，中等度以上の両側聴覚障害は 1,000 人に 1.5 人，一側聴覚障害は 1,000 人に 1.6 人[1)]と報告されている。

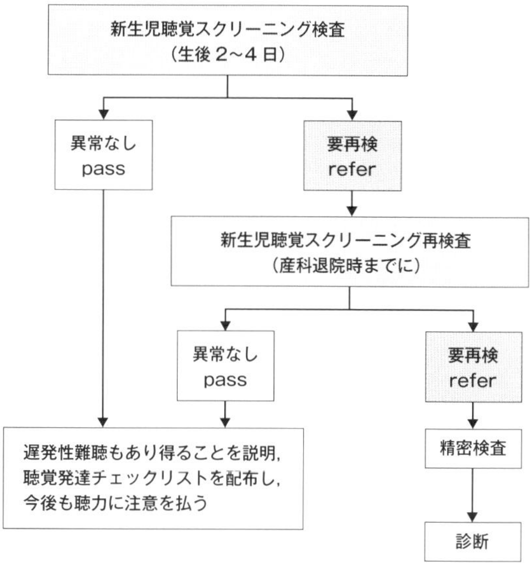


● **新生児聴覚スクリーニング検査の流れ**

〔北義子：選別聴力検査．藤田郁代（監），中村公枝，他（編）：標準言語聴覚障害学　聴覚障害学．第 2 版，医学書院，118，2015〕

**幼児の選別聴力検査**

幼児の選別聴力検査は母子保健法規則において市町村で行われている。3 歳児健康診査に定められている項目として，アンケート法と家庭での自己検査（ささやき声検査：ささやき声での呼名に振り向くか）が全国的に実施されている。アンケート法では，①家族歴，②耳鼻に関連する症状，③聞こえの反応，④幼稚園や保育園など周囲の人からの指摘，⑤言葉の発達，⑥指示の理解について質問され，③～⑥については 1 つでもあてはまれば難聴の疑いがあるとする。ささやき声検査は 6 種の絵のポインティングで行われる[1)]。1 歳 6 か月児健康診査においては，難聴の早期発見のためにアンケート法と家庭での自己検査の 2 本立てで実施されている。

**学校での選別聴力検査**

学校が主体となって行う選別聴力検査は学校保健安全法に定められており，就学前年の幼児に対して行われる就学時健康診断と毎学年定期的に行われる健康診断のなかで行われるものがある[1)]。

検査の方法は，①オージオメータを用いて左右別に検査する，②用いる周波数と音圧は 1000 Hz: 30 dB, 4000 Hz: 25 dB である。

**解答**

**1** ①新生児聴覚スクリーニング，②自動ABR，③OAE（②，③は順不同），④pass（パス），⑤refer（リファー），⑥2，⑦精密，⑧高い，⑨心理，⑩1,000，⑪クリック，⑫低音，⑬自然睡眠，⑭任意，⑮法制，⑯難聴，⑰後迷路

**2** ⑱母子保健，⑲市町村，⑳3，㉑アンケート，㉒自己検査，㉓ささやき声，㉔アンケート，㉕自己検査，㉖就学，㉗オージオメータ，㉘30，㉙25

# 1 聴覚障害の評価――⑪乳幼児の聴力検査

## 1 乳幼児聴力検査について空欄を埋めなさい。

- 検査室は，（ ① ）あるいは暗騒音が（ ② ）dB SPL以下の静かな室内で実施する。

## 2 聴性行動反応聴力検査（BOA）について空欄を埋めなさい。

- （ ③ ）聴力検査（BOA）は音に対する乳幼児の聴性行動反応を観察することで聴覚障害の有無や程度を大まかに評価する。
- （ ③ ）聴力検査（BOA）は一般的には（ ④ ）歳前の乳児期や重複障害例に適用されることが多い。
- 生後約 3 か月までは，聴覚刺激に対して（ ⑤ ）が観察される。

## 3 条件詮索反応聴力検査（COR）について空欄を埋めなさい。

- 条件詮索反応聴力検査（COR）は音に対する（ ⑥ ）ないしは定位反射を（ ⑦ ）刺激によって強化する。
- 視覚強化式聴力検査（VRA）は原理は CORと同じだが，スピーカーが 1 台で 1 方向の音源に対する振り向きで聴覚閾値が測定でき，受話器などの使用により（ ⑧ ）ずつの検査が可能な点が異なる。
- CORの適応年齢は（ ⑨ ）～（ ⑩ ）か月と幅が広い。

## 4 ピープショウテストについて空欄を埋めなさい。

- ピープショウテストは音を呈示している間のみ応答ボタンを押すとボックス内が点灯し，中のおもちゃなどの楽しい光景を（ ⑪ ）からみることができる検査法である。
- ピープショウテストの適応年齢は約 1 歳半～（ ⑫ ）歳である。

## 5 遊戯聴力検査（play《プレイ》 audiometry《オージオメトリー》）について空欄を埋めなさい。

- （ ⑬ ）聴力検査は，通常のオージオメータを用い，音が聞こえたら玉を 1 つ動かすなどの動きを（ ⑭ ）し，聴力閾値を測定する。
- （ ⑬ ）聴力検査の次の段階に位置づけられる検査は（ ⑮ ）聴力検査である。
- マスキングなしで測定した場合は（ ⑯ ）の可能性を考慮する必要がある。

**HINT**

▶ BOA で用いる個々の楽器やおもちゃは可能な限り周波数分析を行い，音源からの距離とその位置での音圧をあらかじめ測定しておくと反応の有無だけでなく聴力の大まかな推定もできる。

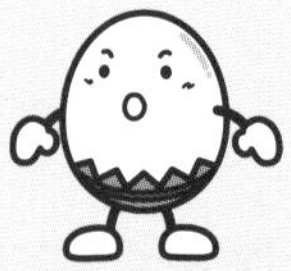

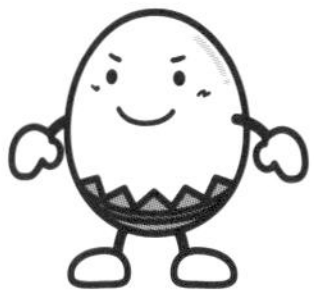

## 読み解くためのKeyword

**聴性行動反応聴力検査 (behavioral《ビヘイビラル》 observation《オブザベーション》 audiometry《オージオメトリー》：BOA)**

音に対する乳幼児の聴性行動反応を観察することで聴覚障害の有無や程度および聴覚的発達を大まかに評価する。聴力レベルの確定はできない。ABR や ASSR などの他覚的聴力検査結果とあわせ，乳幼児の聴力レベルの推定に使用される。

使用する音素材に規定はなく，対象や目的にあわせて震音や楽器音，日常生活用具音などを使用し，音刺激に対する反応の有無を観察する。

**条件詮索反応聴力検査 (conditioned《コンディション》 orientation《オリエンテーション》 response《レスポンス》 audiometory《オージオメトリー》：COR)**

音に対する探索反応（振り向き）を光刺激で条件づけし，条件づけ後，探索反応がどの閾値でみられるかを観察する検査法。

定頸後に施行する。スピーカーを被検児の正中位左右 45° の位置に置き，左右の音源の交点に被検児を位置させる。被検児が十分聞こえると思われる音をスピーカーから出し，同時または少し遅らせておもちゃなどを光らせる。これを数回繰り返すと音が聞こえると光の方を向くようになる。この条件づけができれば，音の大きさや高さを変えて測定を行う。

視覚強化式聴力検査（visual《ビジュアル》 reinforcement《リーインフォースマント》 audiometry《オージオメトリー》：VRA）の COR との違いは，スピーカーが 1 台で 1 方向の音源に対する振り向きで聴力閾値を測定できることと，受話器などを使用すると片耳ずつの検査が可能な点である[1)]。

**ピープショウテスト**

音が呈示されているときに応答ボタンを押すとのぞき窓から楽しい景色をみることができるよう構成された装置を使用する。子どもは条件づけされる前は音の有無にかかわらずのぞき窓に興味津々でボタンを押すが，音のないときに押してものぞき窓が点灯しないため，数回繰り返すうちに聞こえたときにボタンを押す条件づけが完成する。条件づけ後に閾値を測定する。

**遊戯聴力検査 (play audiometry)**

遊戯聴力検査には前述の「ピープショウテスト」も含まれるが，通常は Barr《バール》 法を指すことが多い。通常のオージオメータを用い，音が聞こえたら玉を 1 つ動かすことを被検児に条件づけし，受話器装用で聴力閾値を測定する[1)]。聞こえた際に使用させるものは繰り返しが可能で，単純かつ興味が持続する遊びであればよい。適応年齢は約 3 歳以降で，一般的には Barr 法はピープショウテストの次の段階の検査法となる。

**解答**

1 ①防音室，②40
2 ③聴性行動反応，④1，⑤原始反射
3 ⑥探索反応，⑦光，⑧片耳，⑨6，⑩24
4 ⑪のぞき窓，⑫3
5 ⑬遊戯，⑭条件づけ，⑮純音，⑯交叉聴取

# 2 聴覚障害の訓練――①補聴器（概要と適応）

## 1 補聴器について空欄を埋めなさい。

- 補聴器は薬事法に定める（　①　）機器である。
- （　②　）型補聴器は耳にかけることが可能で，高度・重度難聴にも比較的適応する。
- （　③　）型補聴器はマイクロホンの位置が外耳道内であるため，比較的実耳の聞こえに近い。（　④　）しやすいため，高度・重度難聴には不向きである。（　⑤　）では早期に合わなくなるため，不向きである。
- （　⑥　）型補聴器は操作が容易で価格が安く，（　④　）しにくいため高度・重度難聴にも適しているが，コードが邪魔で目立つ。
- （　⑦　）型補聴器は聴力の左右差が大きい場合に使用し，聞こえにくい耳にマイクつきの補聴器（送信機）を装用し，よいほうの耳に受信専用の補聴器を装用する。
- （　⑧　）補聴器は外耳道閉鎖や，耳漏が反復してイヤホンの装用が困難な場合に骨導受話器を接続し，これを（　⑨　）部にあてて骨導音で聞きとる。

**HINT**

▶人体に危険が及ぶ可能性の程度に応じて，一般医療機器（クラスI），管理医療機器（クラスII），高度管理医療機器（クラスIII・IV）に分類され，補聴器はクラスIIに分類される。

## 2 補聴器の適応について空欄を埋めなさい。

- 伝音難聴の場合，治療（手術）できるものは優先し，治癒しないものは（　⑩　）の対象となる。感音器が正常であるため，比較的補聴器の効果が（　⑪　）。
- 感音難聴の場合は一般的にすべてが補聴器の対象となるが，効果は感音器の（　⑫　）の程度に左右される。
- 乳児は（　⑬　）型，ないしは耳かけ型，箱型の適応もある。
- 小児は（　⑭　）型が適当で（　⑮　）装用が推奨される。
- 補聴器の装用は一般的には（　⑯　）dB HL以上の難聴者から考慮されるが，軽度難聴であっても必要性があれば適応される。
- 片耳装用の場合の装用耳の選択基準として，聴力の左右差が大きい場合，原則として語音弁別能が（　⑰　）耳，または聴力が（　⑱　）な耳に検討する。

**HINT**

▶乳児は衣服に本体を固定するベビー型を使用することもある。小児は活動性が高くなるため，耳かけ型が適当であり，両耳の装用が推奨される。

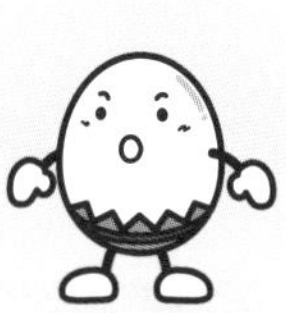

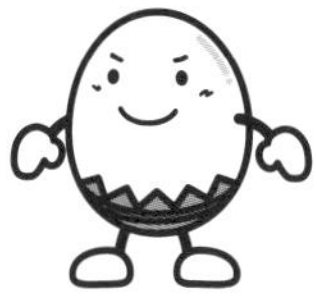

## 読み解くための Keyword

**補聴器**

補聴器は音を増幅して低下した聴力を補うもので薬事法上は管理医療機器（クラス II）に位置づけられる。

補聴器の種類には，箱型（ポケット型）補聴器，耳かけ型補聴器，挿耳型（耳あな型）補聴器，骨導補聴器，クロス型補聴器がある。

**耳かけ型補聴器**

ハウリングが生じにくく，日常生活への支障が少ない。比較的高度・重度の難聴にも適応する。

**挿耳型（耳あな型）補聴器**

マイクロホンが外耳道内にあるため，比較的実耳に近い聞こえを得られ，また小型なため，目立ちにくい反面，ハウリングが生じやすい。そのため高度・重度難聴には不向きである。

**箱型（ポケット型）補聴器**

操作が容易で安価であり，ハウリングしにくいため高度・重度難聴にも適しているが，コードが日常生活の邪魔になりやすい。

**クロス型補聴器**

一側耳が高度難聴の場合に，難聴耳にマイクを装用し，その信号を健聴耳に装用した受信専用の補聴器に送って聞きとる。

**骨導補聴器**

外耳道・中耳経由の経路を通らずに蝸牛を含む骨構造を振動させる補聴器。外耳道が閉鎖していたり，耳漏があるなどの理由から気導補聴器装用は困難な症例に，骨導受話器を乳突部にあてて骨導音で聞きとる。

**補聴器の適応評価**

聴力改善が可能な場合は治療を優先し，治療困難または治療の希望がない場合に補聴器装用を検討する。

伝音難聴は感音器が正常であることから，音を増幅すれば明瞭に聞き取れるため，補聴器の装用効果が高い。混合難聴や感音難聴は感音器にも異常があるため，その程度に応じて補聴器の装用効果が限定される。

補聴器が必要と考えられる聴覚閾値は両側 40 dB HL以上だが，それ以下でも必要と考えられる場合は検討する[1)]。

片耳装用の場合の補聴器装用耳の選択の原則は，聴取成績が良好な耳を選ぶ。左右差が大きい場合は語音弁別能がよい耳，聴力が良好な耳に装用する。左右差が少ない場合は語音弁別能がよい耳，ダイナミックレンジが広い耳，特殊な聴力でない耳，利き手側の耳などを選択基準に検討する。

**解答**

1 ①管理医療，②耳かけ，③挿耳（耳あな），④ハウリング，⑤小児，⑥箱（ポケット），⑦クロス，⑧骨導，⑨乳突

2 ⑩補聴器，⑪高い，⑫障害，⑬ベビー，⑭耳かけ，⑮両耳，⑯ 40，⑰よい，⑱良好

# 2 聴覚障害の訓練 ―― ②補聴器の機能と調整

## 1 補聴器のデジタル機能について空欄を埋めなさい。

- 入力音の強さに応じて増幅量を制御する方法を（ ① ）増幅という。
- 外耳道を塞がずに大きなベントの耳栓を有して外耳道閉鎖効果を抑え，ハウリング抑制をデジタル処理で行う方法を（ ② ）という。
- 補聴器に入る音を複数の周波数帯域に分割し，信号処理と増幅をチャンネルごとに行い，再び音を合成することを（ ③ ）という。
- 2つのマイクを使用して側面や背面からの音を抑制することで周囲の音を抑制し，正面の声をききやすくするマイクを（ ④ ）性マイクという。

**HINT**
▶ノンリニア型補聴器では，あるレベル以上の入力音圧で圧縮増幅を行う。圧縮が始まる最低の音圧レベルを圧縮閾値とよび，出力音圧レベルの増加量bとそのときの入力音圧レベルの増加量aの比a/bで表されるものを圧縮比という。

## 2 補聴器の特性と測定法について空欄を埋めなさい。

- 補聴器の特性の測定法と測定結果の表示方法は（ ⑤ ）規格に規定されている。
- 補聴器特性試験装置で測定する際，外耳道を模擬するため，密閉型（ ⑥ ）または（ ⑦ ）を補聴器のイヤホン部に取り付ける。
- 補聴器の基本的な特性はどれだけ大きい音が出るかを表す（ ⑧ ）レベルと，小さい音をどれだけ大きく増幅するかを表す（ ⑨ ）である。
- 利得は周波数によって異なるため，（ ⑩ ）Hz，（ ⑪ ）Hz，（ ⑫ ）Hzの3周波数における値の平均値で代表され，これを高周波数平均値という。
- 補聴器の利得調整を（ ⑬ ）にし，入力音圧を90 dB SPLにしたときの出力音圧レベルを90 dB入力最大出力音圧レベルという。
- 補聴器の利得調整を最大にしたときの（ ⑭ ）dBの純音入力に対する利得を最大音響利得という。
- 60 dB SPL入力音圧に対する音響利得の高周波数平均が基準の値になるよう設定したときの利得のことを（ ⑮ ）利得という。
- 補聴器を装用した場合の鼓膜面上の音圧から非装用時の鼓膜面上の音圧を引いた値を（ ⑯ ）利得という。
- 音場聴覚閾値測定を行い，補聴器装用時の閾値から非装用時の閾値を引いた値を（ ⑰ ）という。

**HINT**
▶高周波平均値（HFA）と　は1,000 Hz, 1,600 Hz，2,500 Hzの3周波数の平均値のことで，HFA音圧レベル，HFA利得などと用いる。

## 3 補聴器の音の伝達について空欄を埋めなさい。

- 補聴器の安定した装着やハウリングの防止などの目的のために，個々の装用者の外耳の型取りを行い作成されるものを（ ⑱ ）という。
- 外耳道に深く装着するほど耳内に発生する音圧レベルは（ ⑲ ）する。
- 共鳴周波数の利得と最大出力を制御するものを（ ⑳ ）という。
- 耳閉塞感の改善や外耳道閉鎖効果を防ぐために（ ㉑ ）をあける。
- ベントの内径が大きいほど，ベントの長さが短いほど低音域の出力は（ ㉒ ）する。

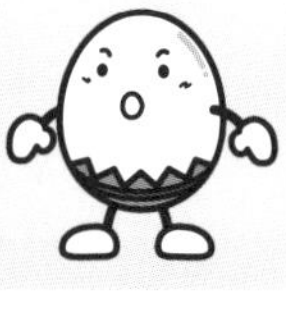

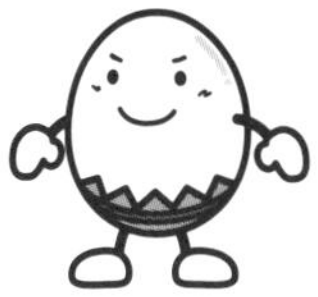

## 読み解くための Keyword

**補聴器のデジタル機能**

補聴器のデジタル機能には，ノンリニア増幅，帯域分割（マルチチャンネル），雑音抑制，ハウリング抑制，周波数変換機能，自動音量調整機能などがある。

ノンリニア増幅は，入力音の強さに応じて増幅量を変化させる方式である。

帯域分割（マルチチャンネル）は，補聴器に入力された音を複数の周波数帯域に分割して処理し，信号処理とその増幅をチャンネルごとに行い，再び合成する機能である。

**補聴器の周波数特性と測定法**

・補聴器特性試験装置

JIS（日本産業）規格により，測定法と測定結果の表示方法が規定されている。防音箱には検査音を出すスピーカー，検査音測定用マイクロホン，補聴器のイヤホンを取り付ける密閉型擬似耳または 2 cc カプラ，イヤホン出力を測定するマイクロホンが備わっている[1)]。

・90 dB 最大出力音圧レベル

補聴器の利得調整を最大設定にして，補聴器への入力音圧を 90 dB SPL にしたときの出力音の音圧レベル。

・最大音響利得

補聴器を JIS 規格で定める調整用の設定にし，利得調整を最大にしたときの 60 dB SPL 入力時の音響利得。

・規準利得

補聴器を JIS 規格で定める規準の設定にし，利得調整を調整用の設定としたときの 60 dB SPL 入力時の音響利得。

・規準周波数レスポンス曲線

補聴器を JIS 規格で定める規準の設定および利得調整を調整用の設定としたときの 60 dB SPL 入力時の出力音圧レベルの周波数レスポンス曲線。

・実耳挿入利得

補聴器装用時の鼓膜面上の音圧から非装用時の鼓膜面上の音圧を引いた値。

・ファンクショナルゲイン

音場聴覚閾値測定にて，補聴器装用時の閾値から非装用時の閾値を引いた値。

**補聴器から耳への音の伝達部**

・イヤモールド

安定した装着，ハウリングの防止のために印象剤を用いて装用者の外耳の型取りを行い作成される。外耳道深く装着するほど残存外耳道内容積が小さくなり，耳内発生音圧レベルは増加する。

・音道

レシーバーと残存外耳道腔をつなぐ管を意味する。

・ダンパー

音道での共鳴周波数の利得と最大出力を制御する。

・ベント

耳閉塞感の改善や外耳道閉鎖効果を防ぐために孔を開け，低音部周波数利得を抑える。

**解答**

**1** ①ノンリニア，②オープンフィッティング，③帯域分割（マルチチャネル），④指向
**2** ⑤日本工業，⑥擬似耳，⑦ 2 cc カプラ，⑧ 90 dB 最大出力音圧，⑨音響利得，⑩ 1,000，⑪ 1,600，⑫ 2,500（⑩～⑫は順不同），⑬最大，⑭ 60，⑮規準，⑯実耳挿入，⑰ファンクショナルゲイン
**3** ⑱イヤモールド，⑲増加，⑳ダンパー，㉑ベント，㉒低下

# 2 聴覚障害の訓練――③補聴器装用評価・選択法

## 1 補聴器適合検査について空欄を埋めなさい。

- 一般的には「(　①　) 検査の指針 (2010)」に準じて行う。
- 検査項目は 8 項目あり，2 項目が (　②　) 検査項目，6 項目が (　③　) 検査項目となる。
- 必須検査項目は (　④　) の測定または (　⑤　) の測定と，(　⑥　) の許容を指標とした適合検査の 2 項目があり，両者を満たさなければならない。
- 語音明瞭度は裸耳に対して補聴器装用時の効果が (　⑦　) もしくは (　⑧　) しているかどうかが判定基準となる。

## 2 補聴器の選択法について空欄を埋めなさい。

- 直接法であり，補聴器を装用する症例が実際に装用し，このときのコミュニケーション能力を異なる補聴器で比較し，最適な補聴器を選択する方法を (　⑨　) 法という。
- 間接法であり，各種聴力検査の成績より最適な補聴器を選択する方法を (　⑩　) 選択法という。
- ハーフゲイン法は，500 Hz，1,000 Hz，2,000 Hz，4,000 Hzの挿入利得をそれぞれの聴覚閾値の (　⑪　) とする計算式である。
- POGO法は，250 Hzの聴覚閾値の半分から (　⑫　) dBを引いたもの，500 Hzの聴覚閾値の半分から (　⑬　) dBを引いたもの，1,000 Hz，2,000 Hz，4,000 Hzは聴覚閾値の (　⑭　) を，それぞれ挿入利得とする計算式である。

**HINT**

▶規定選択法は語音聴取を改善するために十分増幅することを目標としている。

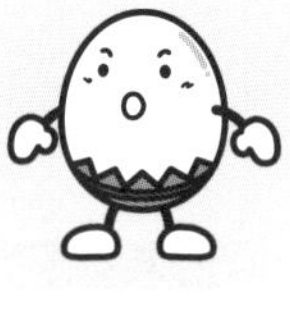

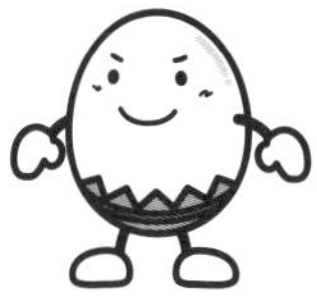

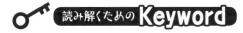

## 読み解くためのKeyword

**補聴器適合検査**

補聴器適合検査は「補聴器適合検査の指針（2010）」に準じて行う。

検査は，①語音明瞭度曲線または語音明瞭度の測定，②環境騒音の許容を指標とした適合検査，③実耳挿入利得の測定（鼓膜面音圧の測定），④挿入形イヤホンを用いた音圧レベル（SPL）での聴覚閾値・不快レベルの測定，⑤音場での補聴器装用閾値の測定（ファンクショナルゲインの測定），⑥補聴器特性図とオージオグラムを用いた利得・装用閾値の算出，⑦雑音を負荷したときの語音明瞭度，⑧質問紙による適合評価，の８項目からなる。①，②は必須検査項目であり，両者を満たさなければならない。③～⑧は参考検査項目である[1]。

語音については，装用時語音明瞭度が非装用時語音明瞭度に比べて同等またはそれ以上に保たれているかが評価基準であり，環境騒音については検査音源用CDを用いて駅プラットホーム，幹線道路交差点，レジ袋，食器洗いの音に対し，１つでも装用困難だった場合適合不十分と判定され，調整が必要となる。

**補聴器の選択法**

直接法であり，補聴器を装用する症例が実際に装用し，このときのコミュニケーション能力を異なる補聴器で比較し，最適な補聴器を選択する方法を比較選択法という。

間接法であり，各種聴力検査の成績より最適な補聴器を選択する方法を規定選択法という[2]。補聴器の聴性条件をおもに聴力レベルから算出する方法で，各周波数の聴力レベルをもとにして最大出力音圧，利得，周波数特性を求めることができる。

**● 挿入利得計算式**

| ハーフゲイン | POGO |
|---|---|
| 500 Hzの聴力/ 2<br>1,000 Hzの聴力/ 2<br>2,000 Hzの聴力/ 2<br>4,000 Hzの聴力/ 2 | 250 Hzの聴力/ 2 − 10<br>500 Hzの聴力/ 2 − 5<br>1,000 Hzの聴力/ 2<br>2,000 Hzの聴力/ 2<br>4,000 Hzの聴力/ 2 |
| **Berger** | **NAL-RP** |
| 500 Hzの聴力/ 2<br>1,000 Hzの聴力/ 1.6<br>2,000 Hzの聴力/ 1.5<br>4,000 Hzの聴力/ 1.9 | 250 Hzの聴力× 0.31 − 17 +X<br>500 Hzの聴力× 0.31 − 8 +X<br>1,000 Hzの聴力× 0.31 + 1 +X<br>2,000 Hzの聴力× 0.31 − 1 +X<br>4,000 Hzの聴力× 0.31 − 2 +X |

X=（500 Hz，1,000 Hz，2,000 Hzの聴力の平均）× 0.15

〔斎藤宏：補聴器：適合の理論と実際．藤田郁代（監），中村公枝，他（編）：標準言語聴覚障害学　聴覚障害学．第２版，医学書院，183，2015から一部改変〕

**解答**

**1** ①補聴器適合，②必須，③参考，④語音明瞭度曲線，⑤語音明瞭度（④，⑤は順不同），⑥環境騒音，⑦同等，⑧向上（⑦，⑧は順不同）

**2** ⑨比較選択，⑩規定選択，⑪半分，⑫10，⑬5，⑭半分

# 2 聴覚障害の訓練 ―― ④人工内耳（概要と構造）

## 1 人工内耳について空欄を埋めなさい。

- 人工内耳は（　①　）に電極を埋めこみ，（　②　）を直接刺激するシステムである。
- 人工内耳は手術で埋め込まれる（　③　）部と（　④　）部からなる。
- （　⑤　）で集音された音は（　⑥　）で情報処理され，耳介上後部に装着された（　⑦　）から無線信号として経皮的に側頭骨内に設置された（　⑧　）に送られる。
- （　⑧　）本体の集積回路で解読された情報は蝸牛内に埋め込まれた（　⑨　）を介して聴神経を電気刺激する。
- 送信コイルと受信コイルはともに中心に（　⑩　）があり，頭皮を隔てて磁力で貼りつく。
- 低周波数音が入力されると（　⑪　）の電極が刺激され，高周波数音が入力されると（　⑫　）の電極が刺激される。
- 人工内耳で音声をどのように電気信号に符号化するかを（　⑬　）法（音声コード化法）という。
- 音信号を人工内耳用にコード化する際に用いられる音の感覚の 3 要素は「（　⑭　）：音の大きさ，（　⑮　）：音の高さ，（　⑯　）：音色」である。
- 刺激の場所でピッチの弁別をすることを（　⑰　）説という。
- 電極の刺激頻度でピッチの弁別をすることを（　⑱　）説という。

## 2 補聴器と人工内耳の違いについて空欄を埋めなさい。

- 補聴器は外耳・中耳で増幅された音響信号が内耳の（　⑲　）で電流に変換されて聴神経に伝えられるが，人工内耳は（　⑳　）内に挿入された電極を通して聴神経を直接電気刺激する。
- 補聴器は人体に対する侵襲性はないが，人工内耳は（　㉑　）を要する。
- 人工内耳は頭部衝撃が強いスポーツや MRI 検査に（　㉒　）がある。
- 補聴器の装用閾値は（　㉓　）聴力が影響するが，人工内耳の装用閾値は無関係である。
- 補聴器は難聴が（　㉔　）なほど装用閾値が低く，語音明瞭度が高いが，人工内耳はマッピングが適切に行われ，機器の不具合がないなどの条件が整えば（　㉕　）dBの水平型となる。
- 人工内耳装用の効果は（　㉖　）と無関係で語音明瞭度は個人差が（　㉗　）。

**HINT**

▶音声信号処理は体外部で行われ，受診コイルに伝わった音声信号に従って体内部の各電極に電流が流れ聴神経を刺激する。

**HINT**

▶送信コイルと受信コイルは磁石で貼りつく。

**HINT**

▶装用者は，低周波数音が入力されると蝸牛頂の電極が刺激され，高周波数音が入力されると蝸牛底の電極が刺激されることでピッチ弁別する（場所説）。さらに電極への刺激頻度を変えることでもピッチ感覚が異なるため弁別できる（頻度説）。

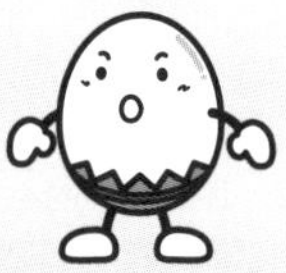

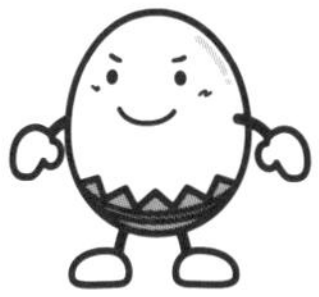

## 読み解くための Keyword

**人工内耳**

人工内耳は機能低下した内耳有毛細胞に代わって人工的に聴神経を直接電気刺激し，聴知覚を活性化させる聴覚補償機器。体外部はサウンドプロセッサとマイクロホン，および送信コイルから構成され，体内部はインプラントと電極アレイからなる[1]。

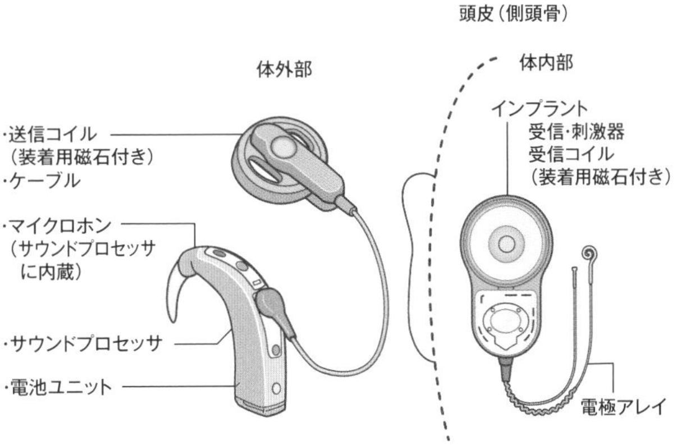


● 人工内耳の構成

**人工内耳の原理**

マイクロホンで集音された音はサウンドプロセッサで情報処理（音声コード化）され，耳介上後部に装着された送信コイルから無線信号として経皮的に側頭骨内に設置されたインプラントに送られる（→体外部が担当）。

インプラント本体の集積回路で解読された情報は，蝸牛内（通常は鼓室階）に埋め込まれた電極を介して聴神経を電気刺激する（→体内部が担当）。耐久性は半永久的である。

**音声情報処理法（音声コード化法）**

入力された音情報を電気信号に変換する方式。コード化信号に用いられる音の３要素はラウドネス（音の大きさ），ピッチ（音の高さ），トーン（音色）であり，それぞれ音の強さは電荷量（電流の大きさ×時間），高さは刺激する場所（チャンネル），音色は複数チャンネルの選択で電気パラメータへの変換がなされる。音声コード化法は基本的に時間分解能重視型と周波数情報重視型の２つの処理方式がある。前者は，電極数は少ないが刺激頻度が多く音声波形を細かく再現でき，後者は電極数が多いことから周波数の情報を細かく伝えることができる。

**補聴器と人工内耳の違い**

補聴器と人工内耳は適応や音の伝導経路が大きく異なる。補聴器から人工内耳への変換時期には聴力レベルはもちろんだが，語音明瞭度や失聴期間，生活の不自由度や侵襲性などを熟慮し，両者の相違点や類似点を理解する必要がある。

● 補聴器と人工内耳の違い

| | 補聴器（HA） | 人工内耳（CI） |
|---|---|---|
| 適応（難聴の程度） | 軽度～高度難聴 | 高度～重度難聴 |
| 侵襲性 | なし | あり（手術） |
| 器種の試聴 | 何度でも可 | 不可 |
| 音の伝導経路 | 補聴器→（外耳・中耳）→内耳有毛細胞→聴神経 | サウンドプロセッサ→電極→聴神経 |
| 活動の制限 | ほとんどなし | 頭部衝撃が強いスポーツは制約あり，MRI検査に制約 |
| 装用閾値 | 個々の残存聴力に依拠 | 残存聴力と無関係で，マップやマイクの特性に依拠 |
| 装用効果 | 個人差はあるが，おおむね個々の残存聴力に依拠 | 装用閾値と無関係で，語音明瞭度０～100％と個人差が大きい |

〔城間将江：人工聴覚器．藤田郁代（監），中村公枝，他（編）：標準言語聴覚障害学　聴覚障害学．第２版．医学書院．208．2015〕

**解答**

1 ①蝸牛，②聴神経，③体内，④体外（③，④は順不同），⑤マイクロホン，⑥サウンドプロセッサ，⑦送信コイル，⑧インプラント，⑨電極，⑩磁石，⑪蝸牛頂，⑫蝸牛底，⑬音声情報処理，⑭ラウドネス，⑮ピッチ，⑯トーン，⑰場所，⑱頻度

2 ⑲有毛細胞，⑳蝸牛，㉑手術，㉒制約，㉓残存，㉔軽度，㉕25，㉖装用閾値，㉗大きい

## 1 人工内耳の適応について空欄を埋めなさい。

- 小児の適応年齢は原則（ ① ）歳以上で体重（ ② ）kg以上である。
- 適応となるのは，小児の場合裸耳の平均聴力レベルが（ ③ ）dB以上で，これが確認できない場合は（ ④ ）か月以上の最適な補聴器装用を行ったうえで，装用下の平均聴力レベルが（ ⑤ ）dBよりも改善しないか装用下の最高語音明瞭度が（ ⑥ ）%未満の場合。
- 小児に対する人工内耳の（ ⑦ ）装用は否定しない。
- （ ⑧ ）後の蝸牛骨化の進行が想定される場合は手術年齢に満たなくとも例外的に適応となる。
- 低音部に残聴があっても（ ⑨ ）～（ ⑩ ）kHz以上が聴取不能であるように（ ⑪ ）の獲得に困難が予想される場合は例外的適応となる。
- 中耳炎などの感染症の活動期は（ ⑫ ）である。
- （ ⑬ ）障害および（ ⑭ ）性障害では慎重な判断が必要で，人工内耳による聴覚補償が有効であると予測できる場合でなければならない。
- 成人の場合，裸耳の平均聴力が（ ⑮ ）dB以上の場合，または裸耳の平均聴力が（ ⑯ ）dB以上（ ⑰ ）dB未満で補聴器装用下の最高語音明瞭度が（ ⑱ ）%以下の場合のいずれかの際に適応となる。
- （ ⑲ ）型人工内耳（EAS）のガイドラインでは左右気導聴力閾値が，125 Hz，250 Hz，500 Hzは（ ⑳ ）dB以下，2,000 Hzは（ ㉑ ）dB以上，4,000 Hz，8,000 Hzは（ ㉒ ）dB以上を適応とする。また，補聴器装用下において，静寂下での語音弁別能が（ ㉓ ）dB SPLで（ ㉔ ）%未満であることも条件である。
- 成人例での最も多い適応疾患は進行性感音難聴で，小児では（ ㉕ ）（コネキシン 26）遺伝子変異である。

## 2 人工内耳適応決定のための評価について空欄を埋めなさい。

- （ ㉖ ）では蝸牛の骨化や閉塞がないかを確認する。
- 針電極を鼓膜を通して蝸牛の骨壁にあてて，電気刺激により音感が得られるかを調べる検査を（ ㉗ ）という。
- （ ㉘ ）は低音域の聴力が反映されないため，蝸電図検査や聴性定常反応検査などで閾値推定を行う。

**HINT**

▶中耳炎などの感染症の活動期は小児の場合は禁忌だが，成人の場合は慎重な適応判断が必要という規準になっている。

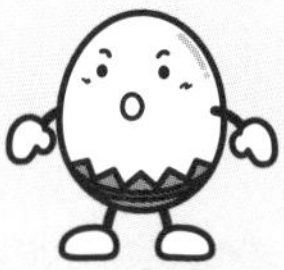

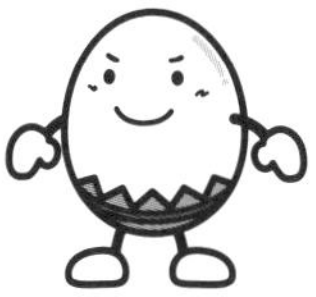

## 読み解くための Keyword

**人工内耳の適応**

人工内耳のための検査は手術の適応を決めるうえで重要である。近年，人工内耳の機器の改良により残存聴力のある高度感音難聴患者にも手術の効果が期待できるようになり，成人・小児いずれにおいても聴力の正確な評価が必要になっている。日本耳鼻咽喉科学会では 2014 年に小児において，2017 年に成人において適応基準が改定されている [1]。以下におもな改定点を示す。

①適応年齢が生後 12 か月と低年齢化。
②体重を 8 kg以上と明記。
③補聴器装用閾値が 45 dB以上，あるいは補聴器装用下の最高語音明瞭度が 50%以下。
④両側人工内耳の有用性・必要性を否定しない。
⑤成人では，70 dB以上 90 dB未満で，なおかつ適切な補聴器装用を行ったうえで，装用下の最高語音明瞭度が 50%以下の高度感音難聴。
⑥左右気導聴力閾値が，125 Hz，250 Hz，500 Hzは 65 dB以下，2,000 Hzは 80 dB以上，4,000 Hz，8,000 Hzは 85 dB以上，また，補聴器装用下において，静寂下での語音弁別能が 65 dB SPLで 60%未満という残存聴力活用型人工内耳（electric《エレクトリック》 acoustic《アコースティック》 stimulation《スティミュレイション》：EAS）のガイドラインの追記。

**適応決定のための評価**

術前検査は人工内耳が効果的なものになりうるかの評価に重要なものである。画像診断では蝸牛が骨化あるいは閉塞していないことを CT，MRI検査で確認する。また，蝸牛機能の保存の有無にはプロモントリーテストを行い，確認ができる。特に小児は自覚的な検査があいまいで信頼性が低いため，電気生理学的検査結果（ABRや ASSR，蝸電図）と聴性行動反応観察検査結果（BOAや COR）をよく照らしあわせ適応を決定する必要がある。

**解答**

1 ①1，②8，③90，④6，⑤45，⑥50，⑦両耳，⑧髄膜炎，⑨1，⑩2，⑪子音，⑫禁忌，⑬重複，⑭中枢，⑮90，⑯70，⑰90，⑱50，⑲残存聴力活用，⑳65，㉑80，㉒85，㉓65，㉔60，㉕GJB2

2 ㉖画像診断，㉗プロモントリーテスト，㉘聴性脳幹反応

# 2 聴覚障害の訓練 ―― ⑥人工内耳の適合・調整・装用評価

## ❶人工内耳のマッピングについて空欄を埋めなさい。

- 人工内耳使用にあたってはサウンドプロセッサを作動させるためのプログラムである（ ① ）作成が必要であり，そのプログラムの適合・調整作業を（ ② ）という。
- 人工内耳手術後の最初のマッピングを（ ③ ）といい，術後の皮膚の腫れの消失を待って手術後約 1 ～ 3 週間後に行う。
- マッピングには（ ④ ）的マッピングと対象者の音の感覚に基づいた（ ⑤ ）的・（ ⑥ ）的マッピングがある。
- （ ④ ）的マッピングは，電気刺激によって発生する蝸牛神経の（ ⑦ ）細胞の活動電位測定値で電荷量を測定する方法であり，特に（ ⑧ ）活動電位テレメトリー（NRT）は短時間で自動的に測定できることから，乳幼児のマッピングの参考値として用いられることが多い。
- 行動学的手法ではラウドネスチャートを用い，音の大きさの変化を検査者に教えるよう対象者に指示して（ ⑨ ）レベル（Tレベル）や（ ⑩ ）レベル（Cレベル）を測定する。
- CレベルとTレベルの差を（ ⑪ ）という。
- マイクロホンで取り込む最小音圧と圧縮がかかりはじめる音圧の差を（ ⑫ ）という。

**HINT**

▶インプットダイナミックレンジ（IDR）の基本原理は 20 dB 前後の暗騒音は排除し，80 ～ 90 dB 以上の過大音は圧縮して話声音圧域の入力を保障することである。

## ❷人工内耳の装用効果の評価について空欄を埋めなさい。

- 装用閾値は機器が正常でマッピングが適切であれば約（ ⑬ ）dBの（ ⑭ ）型になる。
- （ ⑮ ）テストは，[a][i][u][s][ɕ][m]の音を用い，主要な話声域の音声検知・弁別・識別の確認を目的とする。
- （ ⑯ ）人工内耳評価法は，小児用と成人用に分けられ，単語および文リストが構成され，静寂下だけでなく雑音負荷時の聞き取りの評価も可能である。
- MAIS，IT-MAIS，MUSSは，乳幼児期の高度難聴児の意味性を伴う聴覚活用や発話を 5 段階尺度で評価し，継時的変化を観察する（ ⑰ ）法である。
- （ ⑱ ）は，雑音負荷時の語音聴取能評価を目的に作成された検査であり，ヘッドホンでもスピーカー法でも施行できる。結果は（ ⑲ ）比で表され，日常生活での聴取能力が反映されると考えられている。

**HINT**

▶適切にマッピングされれば約 25 dB の水平型の装用閾値となる。

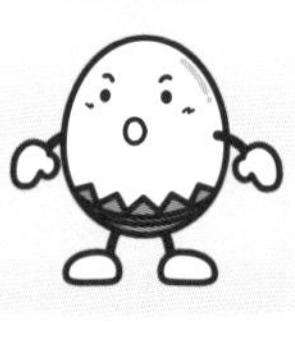

## 読み解くための Keyword

### 人工内耳のマッピング

人工内耳使用にあたってはサウンドプロセッサを作動させるためのプログラム（マップ）作成が必要である。そのプログラムの適合・調整作業をマッピングという。マッピングは言語聴覚士の重要な役割であり，必要に応じて何度でも何年でも継続して行っていく。人工内耳手術後の最初のマッピングを「音入れ」といい，術後の皮膚の腫れの消失を待って手術後約 1 ～ 3 週間後に行う。「音入れ」の際は事前に手術時の状況や電極の挿入状況に関し，情報収集が必須である。

他覚的マッピングは，電気刺激によって発生する蝸牛神経のらせん神経節細胞の活動電位測定値で電荷量を測定する方法である。蝸電図，ASSR，EABR，聴神経活動電位テレメトリー（NRT）などが用いられ，手術中に測定が可能である。特に NRT は短時間で自動的に測定できることから，乳幼児のマッピングの参考値に利用できる [1)]。

精神物理学的・行動学的マッピングは，手術記録やインピーダンステレメトリー情報を参考に使用電極を決め，諸パラメータを設定して電荷量を測定する。ラウドネスチャートを用い，音の大きさの変化を検査者に教えるよう対象者に指示して，最小可聴レベル（T レベル）や最大可聴レベル（C レベル）を測定する。C レベルと T レベルの差をダイナミックレンジという。補充現象が陽性の場合はダイナミックレンジが狭い傾向にあり，電気刺激で不快感を誘発しやすいのでマッピングに注意を要する。

インプットダイナミックレンジ（input dynamic range：IDR）は，サウンドプロセッサのマイクロホンの特性に依存した入力音の幅で [1)]，つまりマイクロホンで取り込む最小音圧と圧縮がかかりはじめる音圧の差である。

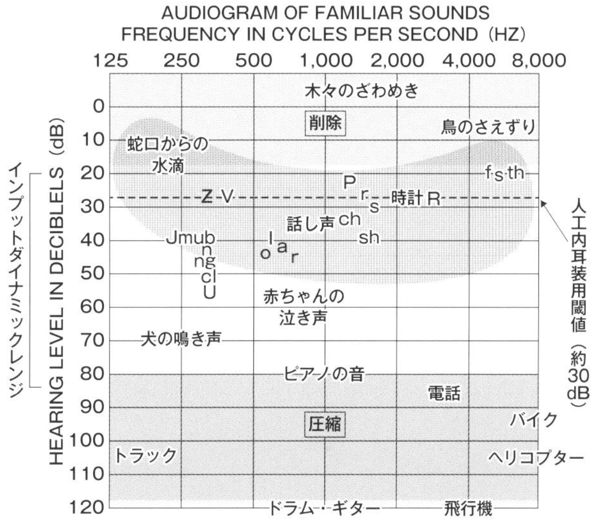


● **インプットダイナミックレンジ**

〔藤田郁代（監），中村公枝，他（編）：標準言語聴覚障害学　聴覚障害学．第 2 版，医学書院，215，2015 を参考に作成〕

### 人工内耳の装用効果の評価

Ling 6 音テストは，[a][i][u][s][ɕ][m] の音を用い，主要な話声域（約 250 Hz ～ 4,000 Hz，約 30 ～ 60 dB）の音声検知・弁別・識別の確認を目的とする。1 ～ 2 m 離れた位置から発声し，聞こえたら手をあげるか（検知），復唱させる（音の識別）。子どもの背面から確認することもあるが，音源が正面や側面の場合は視覚情報の影響を排除する [1)]。

CI 2004（試案）人工内耳評価法は，小児用と成人用に分けられ，単語および文リストが構成され，静寂下だけでなく雑音負荷時の聞き取りの評価も可能である。

MAIS，IT-MAIS，MUSS は，乳幼児期の高度難聴児の意味性を伴う聴覚活用や発話を 5 段階尺度で評価し，継時的変化を観察する質問紙法である。

HINT は，雑音負荷時の語音聴取能評価を目的に作成された検査である。ヘッドホンでもスピーカー法でも施行でき，結果は SN 比で表され，日常生活での聴取能力が反映されると考えられている。

**解答**

**1** ①マップ，②マッピング，③音入れ，④他覚，⑤精神物理学，⑥行動学（⑤，⑥は順不同），⑦らせん神経節，⑧聴神経，⑨最小可聴，⑩最大可聴，⑪ダイナミックレンジ，⑫インプットダイナミックレンジ

**2** ⑬ 25，⑭水平，⑮ Ling 6 音，⑯ CI 2004，⑰質問紙，⑱ HINT，⑲ SN

## MEMO

第4章

# 聴覚障害の環境調整

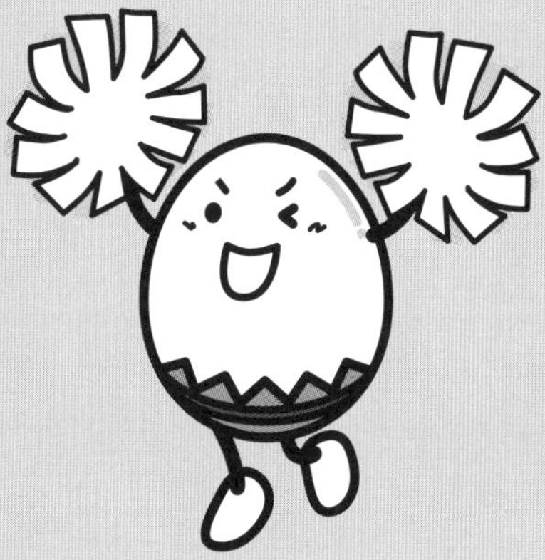

聴覚障害をもっていても，社会生活において人とのコミュニケーションは不可欠です。この章では聴覚障害者のさまざまなコミュニケーション法を学びます。まずは聴覚ハビリテーションを学び，難聴児への指導法を理解しましょう。そして，聴覚障害者の使用するコミュニケーション法のうち，どれがどのような聴覚障害者に使用するにふさわしいものなのかを整理して考え，聴覚障害者の積極的な社会参加へつなげていきましょう。

## 1 聴覚活用法について空欄を埋めなさい。

- 聞き取ったものの全体を複数の音韻やアクセント位置などの部分情報をまず捉え，既存の言語知識と照らしあわせて聞きとるというような，能動的な情報処理を（　①　）情報処理といい，幼児の聴覚学習では重要である。
- （　①　）情報処理と逆の構成で，音韻や単語などの一つひとつの情報を組みあわせて全体を聞きとるという処理法を（　②　）情報処理という。
- 音刺激の検出，弁別，識別，理解の順に（　③　）的に学習教材の音響特性に難易度をつけたアプローチを（　④　）的聴覚スキルアプローチという。
- 話の筋の展開について難聴児が理解している物語を訓練者が読み上げ，復唱させる訓練法を（　⑤　）訓練という。
- 音刺激の検出，弁別，識別，理解すべての機能を融合し，（　⑥　）場面で事物や事象に関心をもたせてアプローチしていく方法を（　⑦　）のアプローチという。

## 2 聴覚補償支援システムについて空欄を埋めなさい。

- （　⑧　）補聴援助システムは，話し手がマイクを装着し，声を送信機からFM電波で飛ばし，それを聞き手が補聴器あるいは人工内耳に装着した受信機で聞くものである。
- （　⑨　）補聴システムは，音情報を赤外線に変換し，赤外線発光装置からの赤外線をレシーバで受信する。
- （　⑩　）システムは，音情報を電流に変換し，磁気ループ（電線）内で補聴器などのテレコイルで受信する。
- （　⑪　）補聴援助システムは，チャンネル干渉がないデジタル信号を利用するなど，デジタルワイヤレス技術を使用したシステムである。

**HINT**
▶スピーチトラッキングは訓練者が読みあげた朗読文を分節ごとに復唱させる訓練法である。

**HINT**
▶聴覚補償機器の装用効果は聴性行動の変化より先に発声量の増大としてあらわれる。

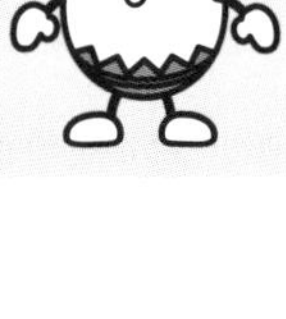

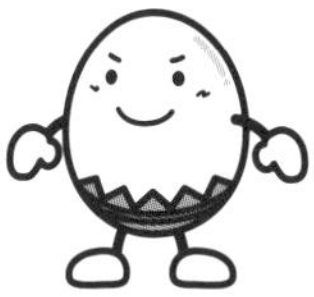

## 読み解くための Keyword

**聴覚活用法**

トップダウン情報処理とは，聞き取ったものの全体を複数の単語や音韻，アクセント位置などの部分情報としてまず捉え，既存の言語知識と照らしあわせて聞きとるというような，能動的な情報処理のことである。幼児の聴覚学習では関連する知識や概念を積極的に類推し，言語音を識別するトップダウン処理過程の形成を促すことが必要になる。これに対して入力された個々の情報から全体的なデータ分析を行うことはボトムアップ情報処理という。

音刺激の検出，弁別，識別，理解の順に階層的に学習教材の音響特性に難易度をつけたアプローチを系列的な聴覚スキルアプローチという。

音刺激の検出，弁別，識別，理解すべての機能を融合し，日常生活場面で事物や事象に関心をもたせてアプローチしていく方法を言語ベースのアプローチという。

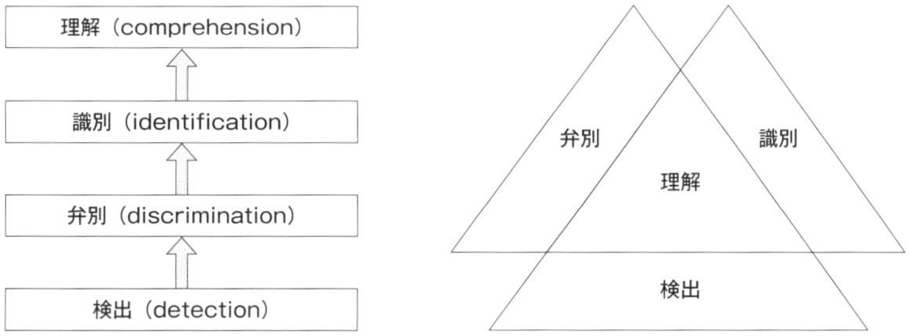


〈系列的アプローチ〉　〈言語ベースのアプローチ〉

● **聴覚活用の方法**
〔Mischook M：聴覚学習と聴覚障害児幼児の指導．コール E．他（編著），今井秀雄（訳）：聴覚学習．コレール社，107 - 129，1990 より作成〕

**聴覚補償支援システム**

聴覚障害者の聞こえの向上または代替するシステムであり，周囲の雑音を排除して SN 比を向上させたり，部屋の壁などに反射した音によって音が歪まないようにクリアな音で聞くなど，種々の音環境の影響を受けにくくする。

FM 補聴援助システムは，FM ラジオと同様の仕組みで，話し手がマイクを装着し，声を送信機から FM 電波で飛ばし，それを聞き手が補聴器あるいは人工内耳に装着した受信機で聞くシステムである [1)]。

赤外線補聴システムは，音情報を赤外線に変換し，赤外線発光装置から赤外線受信機能のあるレシーバーで赤外線を受信し，音声に変換するシステムである。補聴器との接続は，補聴器の外部入力を使用する方式と補聴器のテレコイルをレシーバと磁気的に結合する方式がある。

ヒアリングループシステムは，設置された磁気ループに音情報を電流に変換したものを流し，磁界を発生させ磁気の変化を補聴器などのテレコイルで受信するシステムである。

デジタル無線方式補聴援助システムは，FM 補聴援助システムの次世代の聴覚補償支援システムで，デジタルワイヤレス技術を使用したシステムである。チャンネル干渉がなく，騒がしい音環境での聞き取りを向上させる。Bluetooth《ブルートゥース》で補聴器と接続するシステムなども各メーカーから販売されている [1)]。

**解答**
**1** ①トップダウン，②ボトムアップ，③階層，④系列，⑤スピーチトラッキング，⑥日常生活，⑦言語ベース
**2** ⑧FM，⑨赤外線，⑩磁気誘導ループ，⑪デジタル無線方式

## 2 聴覚障害者のコミュニケーション

### 1 聴覚障害児者のコミュニケーション手段について空欄を埋めなさい。

- 送り手の言葉をできるだけ省略せずに文字に置き換える筆記を逐語的筆記といい，要点だけを伝えるものを（ ① ）筆記という。後者は，ノートテイクともいう。
- （ ② ）手話はわが国の聾者社会で伝統的に用いられてきたもので，（ ③ ）手話は音声言語の表現にあわせて手話単語を用いるものをいう。
- 日本語の 50 音の音韻に対応した手指記号を（ ④ ）という。
- 話し手の口の動き，表情，身振り，会話場面の状況を視覚的に読みとることを（ ⑤ ）という。
- 盲聾者が相手の手に軽く触れて，手話を読みとる方法を（ ⑥ ）という。

HINT

▶「手話言語」は音声言語と同じく人間の自然言語であり，独自の語彙と文法を有している。
「日本手話」と「日本語対応手話」がある。

### 2 聴覚障害児の言語習得指導方法について空欄を埋めなさい。

- 補聴機器により最大限に聴覚活用し，初期段階での自然な身振りや手話表現を活用しながら音声言語の習得と円滑なコミュニケーションをめざす指導法を（ ⑦ ）法という。
- 日本語の子音部分を表す手の形（キューサイン）を発話時に併用することで，音声認識を容易にすることを目標にしたアプローチを（ ⑧ ）という。
- 子どもに必要なあらゆるコミュニケーション手段や方法を使い，できるだけ制約の少ないコミュニケーションを確保し，言語習得や発達を促進しようとする指導理念を（ ⑨ ）という。
- 聾者の第一言語を手話（伝統的手話）とし，日本手話によるコミュニケーション環境を保障し，手話言語の習得をめざすアプローチを（ ⑩ ）教育という。

HINT

▶バイリンガル教育は第一言語を手話（伝統的手話）とし，第二言語を日本語として修得する。

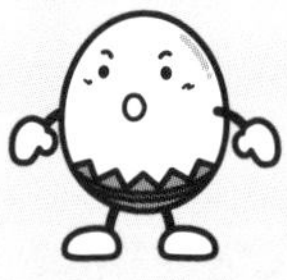

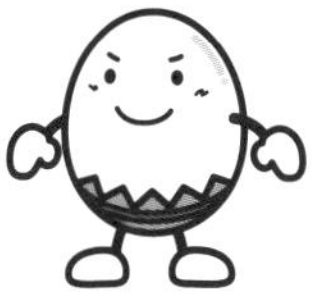

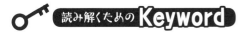

## 読み解くための Keyword

**聴覚障害者のコミュニケーション手段**

聴覚障害者のコミュニケーション手段には聴覚的手段・視覚的手段・触覚的手段がある。障害の程度や視覚障害の合併の有無などによって，使用するコミュニケーションモードが変わってくるため，各手段の特徴を理解して残存機能を最大限に活用したコミュニケーション法を獲得していく必要がある[1]。

**聴覚的手段**

聴覚的手段には，補聴器，人工内耳，聴覚補償支援システムがある（詳細は第 3 章を参照）。

**視覚的手段**

筆記（筆談）には，送り手の言葉をできるだけ省略せずに文字に置き換える「逐語的筆記」と，要点だけを伝える「要約筆記」がある。見え方に応じて字の大きさや太さを調整する。

手話には，聾者のコミュニケーション手段として伝統的に用いられてきた「日本手話」と，音声言語の表現にあわせて手話単語を用いる「日本語対応手話」がある[1]。

指文字は，日本語の 50 音の音韻に対応した手指記号であり，その動きや形態によって長音，濁音，拗音，促音なども表現できる。

読話は，話し手の口唇の形や動きを読み取って話の内容を理解する方法で，単独で用いられることは少なく，音声などの他の手段と併用することが多い。

**触覚的手段**

指点字は，両手の人さし指・中指・薬指に点字同様に番号づけをして音韻対応させるもので，送信者が受信者の指先を軽く叩いて情報を送り，受信者がそれを解読する。

手書き文字は，話し手が盲聾者の手のひらに指で文字を書く方法である。

触手話は，盲聾者が相手の手に軽く触れて，手話を読みとる方法である。

**聴覚障害児の言語習得指導方法**

聴覚障害児の言語習得を図るための指導方法には多様なアプローチがある。

● **聴覚障害児の指導方法**

| 方法 | 言語体系 | 入力感覚モダリティ | 聴覚活用 | コミュニケーションモード | | 書記言語 | 特色 |
|---|---|---|---|---|---|---|---|
| | | | | 受容 | 表出 | | |
| 聴覚－口話法 | 日本語 | 聴覚＋視覚 | 最大限 | 聴覚・読話 | 音声言語 | 音声言語との併用 | ・初期段階での自然な身振りや手話表現の活用 |
| 聴覚－音声法 | 日本語 | 聴覚 | 最大限 | 聴覚 | 音声言語 | 音声言語との併用 | ・視覚手がかりの除去した単感覚法 |
| キュードスピーチ | 日本語 | 視覚＋聴覚 | 併用的 | キューサイン・聴覚・読話 | キューサイン・音声言語 | キュー・口形文字・音声との併用 | ・日本語の子音部分を表す手の形（キュー）を用いる<br>・キューサインは統一されていない |
| トータルコミュニケーション | 日本語 | 視覚＋聴覚 | 併用的 | 手話・指文字・キューサイン・聴覚・読話 | 手話・指文字・キューサイン・音声言語 | 手話・指文字・キュー・音声言語との併用 | ・子どもに必要なあらゆるコミュニケーション手段や方法を使うという指導理念<br>・手話と口話の併用 |
| バイリンガル教育 | 日本手話 | 視覚 | なし | 手話 | 手話 | 第二言語としての日本語習得に利用 | ・日本手話の使用環境の整備 |

〔中村公枝：聴覚と聴学障害．藤田郁代（監），中村公枝，他（編）：標準言語聴覚障害学 聴覚障害学．第 2 版，医学書院，27，2015〕

**解答**

1 ①要約，②日本，③日本語対応，④指文字，⑤読話，⑥触手話

2 ⑦聴覚口話，⑧キュードスピーチ，⑨トータルコミュニケーション，⑩バイリンガル

# 文　献


●引用文献●

第１章　聴覚障害リハビリテーションの歴史

1　16 世紀以前～ 19 世紀の歴史

1）藤田郁代（監），中村公枝，他（編）：標準言語聴覚障害学　聴覚障害学．第 2 版，医学書院，14 - 18，2015

2）大沼直紀：歴史的展開（過去・現在・未来）．加我君孝（編）：新生児・幼小児の難聴―遺伝子診断から人工内耳手術，療育・教育まで―．診断と治療社，2 - 6，2014

2　19 世紀～ 20 世紀の歴史・日本の聴覚障害における歴史

1）藤田郁代（監），中村公枝，他（編）：標準言語聴覚障害学　聴覚障害学．第 2 版，医学書院，14 - 18，2015

2）大沼直紀：歴史的展開（過去・現在・未来）．加我君孝（編）：新生児・幼小児の難聴―遺伝子診断から人工内耳手術，療育・教育まで―．診断と治療社，2 - 6，2014

第２章　聴覚障害の基礎

1　聴覚障害の定義

1）藤田郁代（監），中村公枝，他（編）：標準言語聴覚障害学　聴覚障害学．第 2 版，医学書院，7 - 9，2015

2）山田弘幸（編著）：言語聴覚療法シリーズ 5　改訂聴覚障害Ｉ―基礎編．建帛社，3 - 4，2016

2　聴覚障害にかかわる解剖と生理――①耳の発生・外耳と中耳の解剖

1）切替一郎（原著），野村恭也（監），加我君孝（編）：新耳鼻咽喉科学．改訂 11 版，南山堂，7 - 18，2013

2）日本聴覚医学会（編），原　晃（監），山岨達也，他（編集委員）：聴覚検査の実際．改訂 4 版，南山堂，2 - 5，2017

2　聴覚障害にかかわる解剖と生理――②内耳の解剖

1）切替一郎（原著），野村恭也（監），加我君孝（編）：新耳鼻咽喉科学．改訂 11 版，南山堂，22 - 29，2013

2　聴覚障害にかかわる解剖と生理――④耳の生理・両耳聴覚作用

1）切替一郎（原著），野村恭也（監），加我君孝（編）：新耳鼻咽喉科学．改訂 11 版，南山堂，34 - 44，2013

2）藤田郁代（監），中村公枝，他（編）：標準言語聴覚障害学　聴覚障害学．第 2 版，医学書院，217，2015

3　聴覚障害の症状――①難聴のタイプ

1）山田弘幸（編著）：言語聴覚療法シリーズ 5　改訂聴覚障害Ｉ―基礎編．建帛社，26 - 31，2016

2）切替一郎（原著），野村恭也（監），加我君孝（編）：新耳鼻咽喉科学．改訂 11 版，南山堂，225 - 229，2013

3　聴覚障害の症状――②急性外耳道炎ほか

1）渡辺建介（監），高橋茂樹（著）：STEP 耳鼻咽喉科．第 3 版，海馬書房，51 - 52，2013

3　聴覚障害の症状――③急性中耳炎・滲出性中耳炎

1）渡辺建介（監），高橋茂樹（著）：STEP 耳鼻咽喉科．第 3 版，海馬書房，53 - 58，2013

2）切替一郎（原著），野村恭也（監），加我君孝（編）：新耳鼻咽喉科学．改訂 11 版，南山堂，129 - 137，2013

3　聴覚障害の症状――④慢性中耳炎ほか

1）渡辺建介（監），高橋茂樹（著）：STEP 耳鼻咽喉科．第 3 版，海馬書房，59 - 64，68 - 69，2013

2）切替一郎（原著），野村恭也（監），加我君孝（編）：新耳鼻咽喉科学．改訂 11 版，南山堂，137 - 143，161 - 163，2013

**3 聴覚障害の症状——⑤メニエール病ほか**

1） 切替一郎（原著），野村恭也（監），加我君孝（編）：新耳鼻咽喉科学．改訂 11 版，南山堂，176 - 185，193 - 194，2013

**3 聴覚障害の症状——⑥老人性難聴ほか**

1） 切替一郎（原著），野村恭也（監），加我君孝（編）：新耳鼻咽喉科学．改訂 11 版，南山堂，194 - 200，203 - 206，2013

**3 聴覚障害の症状——⑦聴神経腫瘍ほか**

1） 切替一郎（原著），野村恭也（監），加我君孝（編）：新耳鼻咽喉科学．改訂 11 版，南山堂，222 - 229，2013

**3 聴覚障害の症状——⑧遺伝性難聴・遺伝子診断**

1） 山田弘幸（編著）：言語聴覚療法シリーズ 5　改訂聴覚障害Ⅰ—基礎編．建帛社，33 - 35，2016
2） 日本聴覚医学会（編），原　晃（監），山岨達也，他（編集委員）：聴覚検査の実際．改訂 4 版，南山堂，23 - 28，2017
3） 藤田郁代（監），中村公枝，他（編）：標準言語聴覚障害学　聴覚障害学．第 2 版，医学書院，66 - 67，2015

**3 聴覚障害の症状——⑨胎生期性難聴ほか**

1） 国立感染症研究所，厚生労働省健康局結核感染症課：〈特集〉風疹・先天性風疹症候群　2020 年 7 月現在．病原微生物検出情報（IASR）41：153 - 154，2020
2） 日本聴覚医学会（編），原　晃（監），山岨達也，他（編集委員）：聴覚検査の実際．改訂 4 版，南山堂，28 - 29，2017
3） 坂田英明，他：周産期の難聴．加我君孝（編）：新生児・幼小児の難聴—遺伝子診断から人工内耳手術，療育・教育まで—．診断と治療社，39 - 41，2014

第 3 章　聴覚障害の臨床

**1 聴覚障害の評価——①純音聴力検査**

1） 大森孝一，他（編）：言語聴覚士テキスト．第 3 版，医歯薬出版，320 - 321，2018

**1 聴覚障害の評価——②語音聴力検査**

1） 日本聴覚医学会（編），原　晃（監），山岨達也，他（編集委員）：聴覚検査の実際．改訂 4 版，南山堂，77 - 92，2017

**1 聴覚障害の評価——③ティンパノメトリー**

1） 森満　保：イラスト耳鼻咽喉科．第 4 版，文光堂，57，2012
2） 大森孝一，他（編）：言語聴覚士テキスト．第 3 版，医歯薬出版，324 - 325，2018
3） 日本聴覚医学会（編），原　晃（監），山岨達也，他（編集委員）：聴覚検査の実際．改訂 4 版，南山堂，96 - 98，2017

**1 聴覚障害の評価——④音響性耳小骨筋反射検査**

1） 藤田郁代（監），中村公枝，他（編）：標準言語聴覚障害学　聴覚障害学．第 2 版，医学書院，99 - 100，2015
2） 日本聴覚医学会（編），原　晃（監），山岨達也，他（編集委員）：聴覚検査の実際．改訂 4 版，南山堂，99 - 103，2017

# 文　献


**1　聴覚障害の評価――⑤耳管機能検査**

1）日本聴覚医学会（編），原　晃（監），山岨達也，他（編集委員）：聴覚検査の実際．改訂４版，南山堂，104-109，2017

**1　聴覚障害の評価――⑥耳音響放射**

1）日本聴覚医学会（編），原　晃（監），山岨達也，他（編集委員）：聴覚検査の実際．改訂４版，南山堂，132-138，2017

**1　聴覚障害の評価――⑦内耳機能検査**

1）森満　保：イラスト耳鼻咽喉科．第４版，文光堂，48-49，2012
2）日本聴覚医学会（編），原　晃（監），山岨達也，他（編集委員）：聴覚検査の実際．改訂４版，南山堂，70-76，2017

**1　聴覚障害の評価――⑧自記オージオメトリー**

1）大森孝一，他（編）：言語聴覚士テキスト．第３版，医歯薬出版，321-322，2018
2）日本聴覚医学会（編），原　晃（監），山岨達也，他（編集委員）：聴覚検査の実際．改訂４版，南山堂，63-69，2017

**1　聴覚障害の評価――⑨聴性誘発反応**

1）森満　保：イラスト耳鼻咽喉科．第４版，文光堂，52-53，2012
2）日本聴覚医学会（編），原　晃（監），山岨達也，他（編集委員）：聴覚検査の実際．改訂４版，南山堂，119-131，2017

**1　聴覚障害の評価――⑩新生児聴覚スクリーニング検査**

1）藤田郁代（監），中村公枝，他（編）：標準言語聴覚障害学　聴覚障害学．第２版，医学書院，114-119，2015

**1　聴覚障害の評価――⑪乳幼児の聴力検査**

1）藤田郁代（監），中村公枝，他（編）：標準言語聴覚障害学　聴覚障害学．第２版，医学書院，106-112，2015

**2　聴覚障害の訓練――①補聴器（概要と適応）**

1）藤田郁代（監），中村公枝，他（編）：標準言語聴覚障害学　聴覚障害学．第２版，医学書院，180-182，2015

**2　聴覚障害の訓練――②補聴器の機能と調整**

1）大森孝一，他（編）：言語聴覚士テキスト．第３版，医歯薬出版，333-334，2018

**2　聴覚障害の訓練――③補聴器装用評価・選択法**

1）大森孝一，他（編）：言語聴覚士テキスト．第３版，医歯薬出版，336，2018
2）藤田郁代（監），中村公枝，他（編）：標準言語聴覚障害学　聴覚障害学．第２版，医学書院，183，2015

**2　聴覚障害の訓練――④人工内耳（概要と構造）**

1）藤田郁代（監），中村公枝，他（編）：標準言語聴覚障害学　聴覚障害学．第 2 版，医学書院，205 - 210，2015

**2　聴覚障害の訓練――⑤人工内耳の適応と術前評価**

1）藤田郁代（監），中村公枝，他（編）：標準言語聴覚障害学　聴覚障害学．第 2 版，医学書院，207 - 208，2015

**2　聴覚障害の訓練――⑥人工内耳の適合・調整・装用評価**

1）藤田郁代（監），中村公枝，他（編）：標準言語聴覚障害学　聴覚障害学．第 2 版，医学書院，212 - 223，2015

第 4 章　聴覚障害の環境調整

**1　聴覚ハビリテーション・聴覚補償**

1）藤田郁代（監），中村公枝，他（編）：標準言語聴覚障害学　聴覚障害学．第 2 版，医学書院，231 - 233，2015

**2　聴覚障害者のコミュニケーション**

1）喜多村　健（編）：言語聴覚士のための聴覚障害学．医歯薬出版，160 - 165，2002

**●参考文献●**

・ペール・エリクソン（著），中野善達，他（訳）：聾の人びとの歴史．明石書店，2003
・渡辺建介（監），高橋茂樹（著）：STEP 耳鼻咽喉科．第 3 版，海馬書房，2013
・切替一郎（原著），野村恭也（監），加我君孝（編）：新耳鼻咽喉科学．改訂 11 版，南山堂，2013
・日本聴覚医学会（編），原　晃（監），山岨達也，他（編集委員）：聴覚検査の実際．改訂 4 版，南山堂，2017
・加我君孝，他（編）：小児の中等度難聴ハンドブック．金原出版，2009

# 採点表

| | 1回目 | 2回目 | 3回目 |
|---|---|---|---|
| **第1章　聴覚障害リハビリテーションの歴史** | | | |
| 1　16世紀以前～19世紀の歴史 | ／14 | ／14 | ／14 |
| 2　19世紀～20世紀の歴史・日本の聴覚障害における歴史 | ／19 | ／19 | ／19 |
| **第2章　聴覚障害の基礎** | | | |
| 1　聴覚障害の定義 | ／22 | ／22 | ／22 |
| 2　聴覚障害にかかわる解剖と生理 | | | |
| ①耳の発生・外耳と中耳の解剖 | ／22 | ／22 | ／22 |
| ②内耳の解剖 | ／29 | ／29 | ／29 |
| ③聴覚伝導路・前庭神経の伝導路 | ／12 | ／12 | ／12 |
| ④耳の生理・両耳聴覚作用 | ／27 | ／27 | ／27 |
| 3　聴覚障害の症状 | | | |
| ①難聴のタイプ | ／16 | ／16 | ／16 |
| ②急性外耳道炎ほか | ／14 | ／14 | ／14 |
| ③急性中耳炎・滲出性中耳炎 | ／23 | ／23 | ／23 |
| ④慢性中耳炎ほか | ／25 | ／25 | ／25 |
| ⑤メニエール病ほか | ／23 | ／23 | ／23 |
| ⑥老人性難聴ほか | ／23 | ／23 | ／23 |
| ⑦聴神経腫瘍ほか | ／18 | ／18 | ／18 |
| ⑧遺伝性難聴・遺伝子診断 | ／17 | ／17 | ／17 |
| ⑨胎生期性難聴ほか | ／14 | ／14 | ／14 |

| | 1回目 | 2回目 | 3回目 |
|---|---|---|---|
| **第3章　聴覚障害の臨床** | | | |
| 1　聴覚障害の評価 | | | |
| ①純音聴力検査 | ／19 | ／19 | ／19 |
| ②語音聴力検査 | ／13 | ／13 | ／13 |
| ③ティンパノメトリー | ／17 | ／17 | ／17 |
| ④音響性耳小骨筋反射検査 | ／13 | ／13 | ／13 |
| ⑤耳管機能検査 | ／17 | ／17 | ／17 |
| ⑥耳音響放射 | ／15 | ／15 | ／15 |
| ⑦内耳機能検査 | ／26 | ／26 | ／26 |
| ⑧自記オージオメトリー | ／37 | ／37 | ／37 |
| ⑨聴性誘発反応 | ／36 | ／36 | ／36 |
| ⑩新生児聴覚スクリーニング検査 | ／29 | ／29 | ／29 |
| ⑪乳幼児の聴力検査 | ／16 | ／16 | ／16 |
| 2　聴覚障害の訓練 | | | |
| ①補聴器（概要と適応） | ／18 | ／18 | ／18 |
| ②補聴器の機能と調整 | ／22 | ／22 | ／22 |
| ③補聴器装用評価・選択法 | ／14 | ／14 | ／14 |
| ④人工内耳（概要と構造） | ／27 | ／27 | ／27 |
| ⑤人工内耳の適応と術前評価 | ／28 | ／28 | ／28 |
| ⑥人工内耳の適合・調整・装用評価 | ／19 | ／19 | ／19 |
| **第4章　聴覚障害の環境調整** | | | |
| 1　聴覚ハビリテーション・聴覚補償 | ／11 | ／11 | ／11 |
| 2　聴覚障害者のコミュニケーション | ／10 | ／10 | ／10 |
| **合　計** | ／705 | ／705 | ／705 |

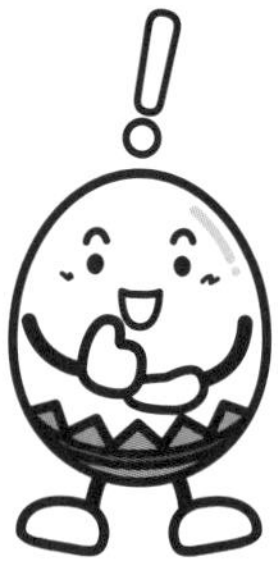

聴覚障害リハビリテーションの歴史から始まり，聴覚障害の基礎，臨床，環境調整について理解できたでしょうか？　聴覚障害は，国家試験で多く出題される分野です。この本を活用することで聴覚分野を理解し，少しでも皆さんのお役に立てていただければと思います。

# 索　引

## 和　文



## 欧　文

## 数 字

授業《じゅぎょう》・実習《じっしゅう》・国試《こくし》に役立《やくだ》つ
言語聴覚士《げんごちょうかくし》ドリルプラス　聴覚障害《ちょうかくしょうがい》

ISBN978-4-7878-2495-0

2021年2月8日　初版第1刷発行

編集者　大塚裕一《おおつかゆういち》
著者　兒玉成博《こだまなりひろ》，山本麻代《やまもとまよ》
発行者　藤実彰一
発行所　株式会社　診断と治療社
〒100-0014　東京都千代田区永田町2-14-2　山王グランドビル4階
TEL：03-3580-2750（編集）　03-3580-2770（営業）
FAX：03-3580-2776
E-mail：hen@shindan.co.jp（編集）
eigyobu@shindan.co.jp（営業）
URL：http://www.shindan.co.jp/
表紙デザイン　長谷川真由美（株式会社サンポスト）
本文イラスト　小牧良次（イオジン），長谷川真由美（株式会社サンポスト）
印刷・製本　広研印刷株式会社